だいわ文庫

緊張しない・あがらない方法

リラックスのレッスン

鴻上尚史

JN083664

大和書房

はじめに

あなたは人前で緊張しますか？

あがってしまって、うまく話せないことがありますか？

この本を手に取ったということは、あがり症だったり、緊張しやすかったりするのでしょう。

緊張すると、頭が真っ白になったり、ノドがカラカラにかわいてきたり、顔が真っ赤になったり、動悸《どうき》で心臓が痛くなったり、手足がブルブルと震《ふる》えたり、体がすーっと寒くなったり、嫌な汗をかいたり、目眩《めまい》がしたり、鳥肌が立ったり、いろんな症状が出ます。

誰にでも経験があると思います。

緊張した時に一番やってはいけないことは、「リラックスしよう」と思うことです。

「あがらないようにしよう」とか「緊張しないようにしよう」と思うことも、マイナスにしかなりません。

そう思うと、ますます緊張するし、あがってしまいます。

では、どうしたらいいのかは、この本に書きましたが、緊張したり、あがっている人の多くは、このやってはいけないことをして、より緊張してしまうのです。

人前で緊張することは特別なことではありません。

「自分はまったく緊張しない」なんて人は、おそらくいないんじゃないでしょうか。

親や兄弟姉妹、親友の前では緊張しなくても、好きな人をデートに誘う時や、会社の面接や、結婚式のお祝いスピーチや、大事な仕事のプレゼンや、大勢の前で自己紹介する時や、グループミーティングの司会の時や、つまりは、「失敗したくない」「うまくやりたい」「好かれたい」と意欲を持つ時、人は緊張します。

それは、とてもナチュラルな反応です。

適度な緊張は、かえっていい結果をもたらすこともあります。

ですから、緊張すること、あがってしまうことを恥ずかしがったり、落ち込んだりする必要はありません。

やっかいなのは、そう思い込むことで、ますます、緊張し、過剰にあがってしまうことです。

でも、**緊張をコントロールすることは可能です。**焦《あせ》らず、丁寧にやっていけば、難しいことではありません。

演劇の演出家を長年やっていると、緊張した俳優さんにたくさん出会います。

俳優も人間ですから、多くの観客に見られる舞台の上や、何十人ものスタッフがいるカメラの前で、思わず、緊張してしまうのは、普通のことです。

ですから、演出家の仕事は、まず、俳優さんがリラックスした状態になってもらうことです。

その上で、物語を解釈し、俳優さんと共に素敵なキャラクターと作品を創り上げていくのです。

なので、ずっと「人前でリラックスする方法」について考え、追求してきました。

『コミュニケイションのレッスン』『幸福のヒント』(だいわ文庫)を担当してくれた小宮編集者から、「鴻上さん、リラックスだけに絞った本を書いてもらえませんか」

という提案を受けました。

なるほど、と思いました。

僕は、オープンワークショップという先着順、経験不問のものを年に何回かやっています。

プロ・アマの俳優はもちろんですが、学校の先生やプレゼンに苦しむ会社員、子供に読み聞かせをしたい人などが参加してくれます。

多くの人が「人前で緊張しないためにはどうしたらいいんですか?」とか「あがり症なんです。どうしたらいいですか?」と僕に質問します。

オープンワークショップは、演技と表現を磨き、身体と声を楽しく使うための技術を獲得する場所なのですが、**その手前の「リラックス」という点で、苦労している人が多いんだなあと思いました。**

でも心配はいりません。

演劇の歴史は長いです。昔から、緊張する俳優はいて、それをどうしたら緊張しなくなるだろうかと、世界中の演出家や俳優が試行錯誤してきたのです。演劇界には、リラックスするための膨大な知恵と技術の蓄積があるのです。

その財産と、僕自身の発見と経験を加えて、リラックスするための方法を、俳優志望でない一般の人にも、分かりやすく伝えることにしました。

さあ、それでは、気楽にレッスンを始めましょう。

CONTENTS

LESSON 3
「今ある状況」に集中する

精神をリラックスさせる

LESSON

1

身体を
リラックスさせる

身体をほぐせば、精神もほぐれる

精神のリラックスなのに、身体からレッスンを始めるのはどうしてなの？　と疑問に思った人もいるかもしれません。

人間の精神と身体は、双方向というかインタラクティブな関係があります。つまり、お互いに影響を与え合っているのです。

楽しい時、ワクワクしている時、安心している時、あなたの身体はリラックスしています。余計な緊張がなくて、じつにしなやかです。

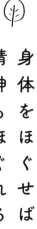

逆に、あがっている時、不安な時、精神的に緊張している時、あなたの身体は過度に緊張しています。

「身体の余計な力が抜けてリラックスしているのに、精神が緊張している」ということはまずありません。「ものすごくあがっているのに、身体はじつにしなやかだ」ということもありません。

リラックスした精神の時は、リラックスした身体。緊張した精神の時は、緊張した身体になっています。

精神と身体は密接につながっているのです。直接反応すると言ってもいいでしょう。精神がリラックスすれば身体はリラックスするし、逆に身体がリラックスすれば精神もリラックスするのです。

これが、精神と身体の双方向、インタラクティブな関係ということです。

なので、緊張している時、身体を意識的にリラックスさせれば、精神もまたリラックスするようになるのです。

身体をほぐせば、心も自然にほぐれるということです。

そんなバカなと、あなたは思ったでしょうか？

今、本を読む手を止めて、少し口角《こうかく》（唇の両脇）を上げてみてください。そのまま、顔を少し上げ、胸を軽く上に広げます。身体の横に手も広げ、手のひらは上に向けます。

どうですか？　なんだか、楽な気持ちになってきませんか？　お腹の奥底がムズムズしてきませんか？

口角が上がり、身体が開き、少し上を向いている身体は、楽しい時の身体です。

感情を意識しなくても、楽しい時の身体の状態になれば、精神はその身体に相応《ふさわ》しい反応を示すのです。

どうか、その姿勢を覚えて下さい。

それは、**あなたがスピーチを待つ間の理想の形です。**面接や自己紹介、プレゼン、結婚式の祝辞スピーチなど、自分の番が来るまでの間、身体が開いた姿勢でいると、あなたの身体はほぐれ、精神もほぐれるのです。座っていても立っていても大丈夫です。

逆に、身体を丸めて、下を向き、手のひらを下に向けるか、ぎゅっと握りしめてみて下さい。

どうですか？　なんだか重いというかふさいだ気持ちになってきませんか？

その状態は、あなたが緊張している時の身体です。

プレゼンや面接、結婚式で自分のスピーチの番を緊張しながら待っている時の身体です。

筋肉は強張《こわば》り、あなたの精神も強張るのです。結果、緊張で声は震え、うまく話せなくなるでしょう。

プライドの高い人なら、「私は動物じゃないんだから、身体を真似するだけで気持ちが変わるわけない。そんな単純なものじゃないんだ!」と怒るかもしれません。

でも、変わるのです。

その単純さを含めて、人間という存在の面白さと厄介さなのかもしれません。

身体を開いた状態で自分の番を待ちます。そして、いざ話し始める時の理想の姿勢は、背筋を伸ばし、胸を広げ、前を向く形です。

この姿勢が、人前でスピーチをする基本姿勢です。

あがっている人、緊張している人は、この正反対の姿勢になります。

背中が曲がり、胸が閉《と》じて、下を向きがちになるのです。

それは、緊張で強張った姿勢です。

思い切って、今、背筋を伸ばし、胸を広げ、前を向いてみて下さい。

どうですか? 自信というか、落ち着いた感覚がわいてきませんか?

えっ? まだ実感がわかない? 分かりました。焦《あせ》らなくても大丈夫です。

ただ、この姿勢を真似するだけでは不充分なのです。

それでは、精神をリラックスさせるための**「身体からのアプローチ」**から始めましょう。

身体をほぐすためには、3つのアプローチがあります。

1つ目は、「身体の重心を下げること」。

2つ目は、「深く呼吸すること」。

3つ目は、「過度の緊張を取ること」。

まずは、「身体の重心を下げること」から説明します。

身体をほぐすためのアプローチ①

身体の重心を下げる

背筋を伸ばし、胸を広げ、前を向いても、落ち着いた気持ちになれないとしたら、身体の重心が高いままの場合が考えられます。

焦っている時、人間の重心は上がります。

スマホをなくして慌てて探している人を見たことがありますか？

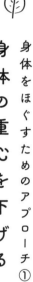

身体の重心が上がり、頭から動いています。（図1、次頁）

逆に、落ち着くと人間の重心は下がります。

「堂々とした態度」というのは、重心が低い場合です。

一番、理想的な重心は、臍下丹田《せいかたんでん》と呼ばれるおヘソから指4本分下の部分です。（図2、次頁）

自信に満ちた人は、臍下丹田から動きます。会社で一番偉《えら》い人とかチームリーダー

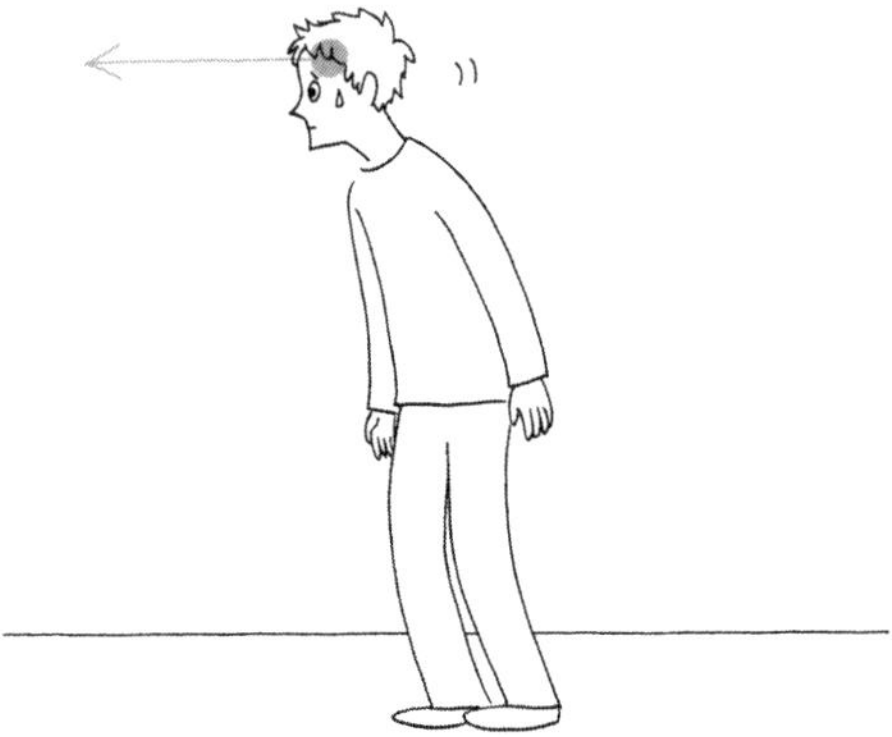

図1　頭から動く人

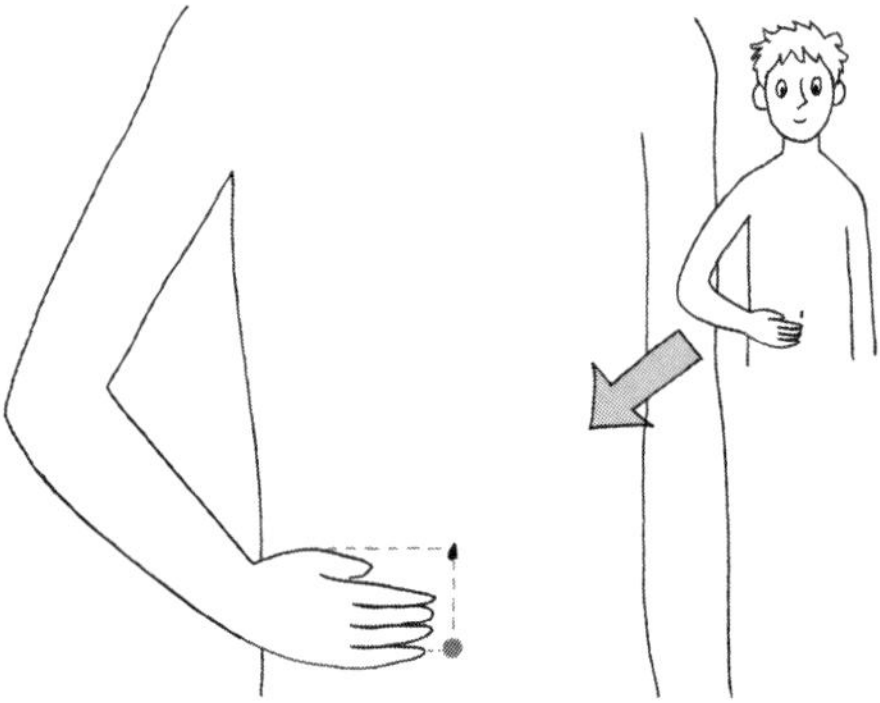

図2　臍下丹田

とか自信に満ちあふれている人は、丹田から移動して歩くのです。（図3、次頁）

少し焦っている人は、胸辺《あた》りに重心が上がります。社長の後をおべっかを使いながら歩いている人は、胸から移動しています。今度、観察してみてください。（図4、次頁）

そして、最も緊張し、焦っている人は、頭から動きます。頭に重心が上がるのです。スマホを失くしている人も時間がなくて焦っている人も人前であがっている人もこうなります。

ちなみに、僕が今までに出会った人で、一番リラックスしていると感じたのは、東京ドームのライブで見たミック・ジャガーでした。

ステージに登場した時から最後まで、ずっと、丹田から動いていました。少しもぶれることはありませんでした。あまりの落ち着きぶりに、それだけで感動しました。

精神と身体のリラックスの関係のように、身体の重心と精神の落ち着きもまた、インタラクティブ、双方向です。

落ち着いている時は重心は低く、緊張したり焦っている時は重心は高くなります。

ですから、**強引に身体の重心を下げることで、精神が落ち着くようになるのです。**

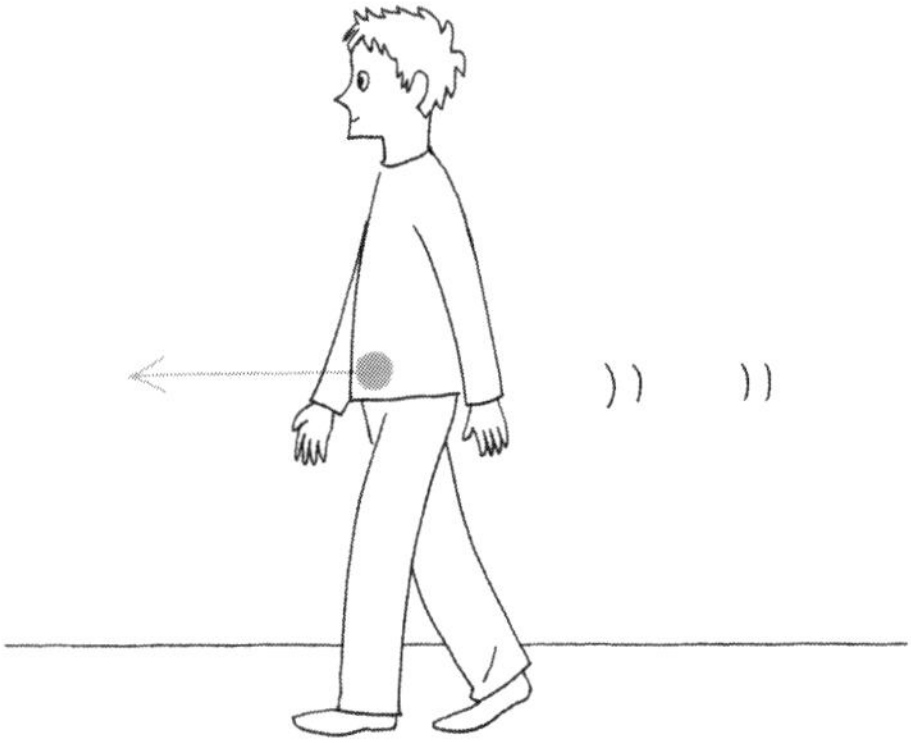

図3　丹田から移動する人

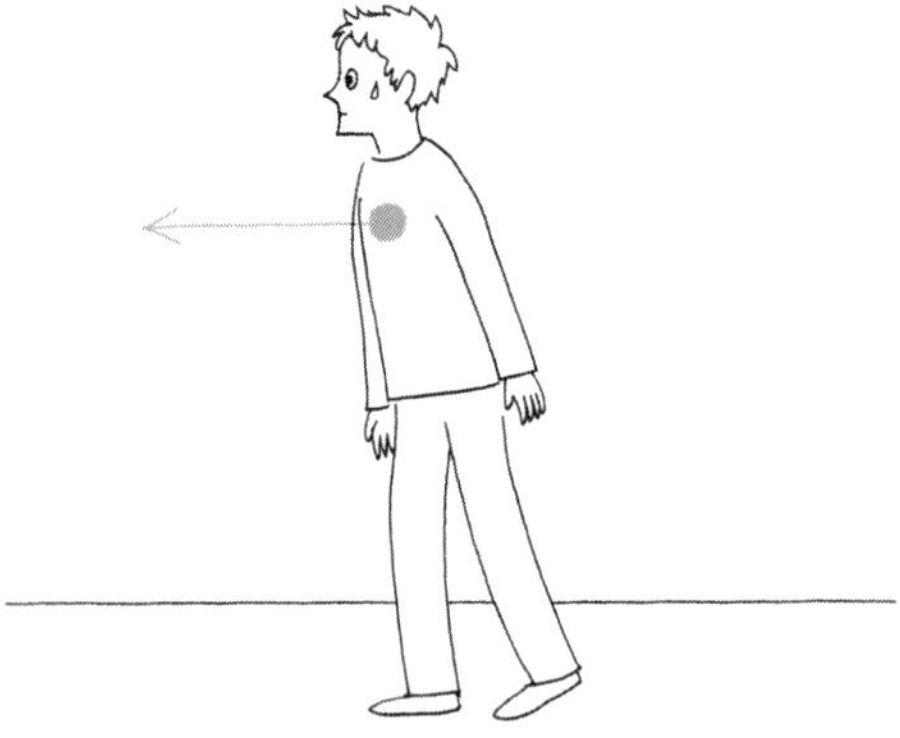

図4　胸から移動する人

信じられないと思う人もいるでしょうか？

焦っている時に、「落ち着こう」と思えば思うだけ、あがります。そういう時は、落ち着こうと一切思わないで、ただ、身体の重心を下げることだけに集中するのです。

そのためには、次のような方法があります。

合気道からのアプローチ

合気道の先生から教えてもらったものです。

両手を広げて鼻から息を吸いながら、大気中の「気」を集めます。これは、イメージですから、そんなに厳密に考えなくていいです。

そのまま、口から息を吐きながら、両手のひらで集めた「気」を、ヘソの下にある丹田に押し込みます。

何度か繰り返します。（図5、次頁）

重心が下に下がるというイメージを持つことができるでしょうか。

実際にやってみると、あなたはその効果に驚くはずです。

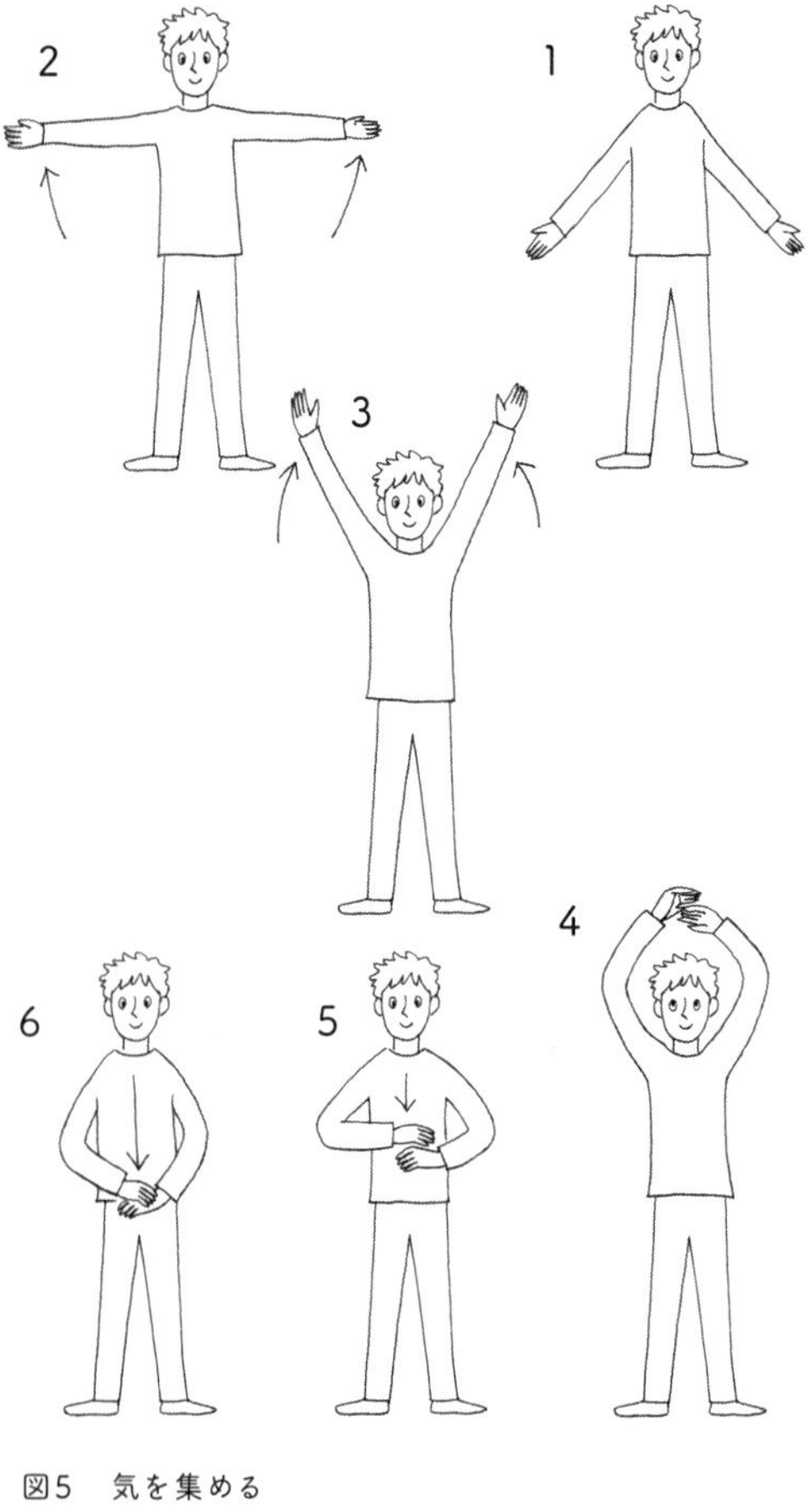

図5　気を集める

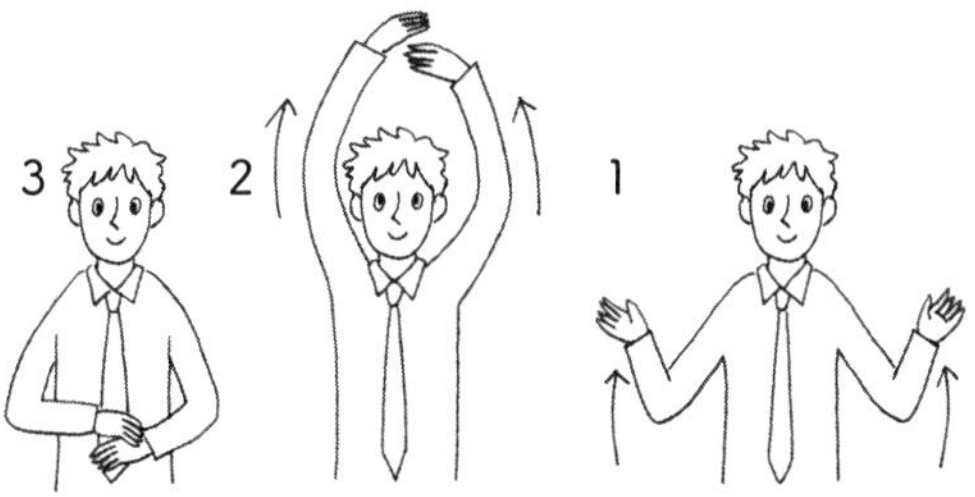

図6　両手を広げる場所がない時

スピーチをする前とか人前に出る直前に、何度かやるととても効果的です。

両手を広げる場所がなければ、トイレの中で、手を狭めたままやっても効果はあります。（図6）

ジャンプする

ただ単純にジャンプするだけでも、上がってしまった重心は下がります。

スポーツ選手が、試合の直前に軽くジャンプしているのは、膝《ひざ》の関節を緩《ゆる》めると同時に、意識的にか無意識にか、重心を下げようとしているのです。

うわずりがちな気持ちの時、落ち着こうと

焦るのではなく、**ただ、ジャンプして、重心を下げる**のです。

着地しながら、身体の重心が下に下がるというイメージを持って下さい。

もっとも、いざ話し出す時に、ずっと重心を下げておこうと意識するのは難しいでしょう。

背筋を伸ばし、胸を広げ、前を向くことは、比較的意識しやすいでしょう。

話していて、自分の身体が丸まったり、下を向いていると気付いたら、身体を開き、前を向いて下さい。

重心に関しては、話す直前まで重心を下げておきますが、可能なら、壇上で時々、軽く弾《はず》むのです。

冗談ではありません。本気です。話が一段落ついた時とか、こわばりかけた時に、軽く膝で弾みます。それだけでも、重心は下がります。

古来、「腹をくくる」とか「腹に力を入れる」とか、お腹辺りに集中する言い方で、緊張を乗り越えようとする表現がありました。

多くの武道は、「腰を落とす」所から始まります。

これらは、身体の重心を下げることで、落ち着こうとする昔からの知恵だと思います。

繰り返しますが、**決して、落ち着こうと思わないこと。ただ、身体の重心を下げることだけに集中するのです。**

身体をほぐすためのアプローチ②

深呼吸する

2つ目のアプローチは、深呼吸です。

「腹式呼吸」という言い方は聞いたことがあるでしょうか。

胸ではなく、お腹に空気を入れるというイメージで呼吸するのです。

実際は、お腹に入れているわけではなく、横隔膜《おうかくまく》を下げて、肺に空気を入れるのですが、お腹に空気を入れるとか、お腹の風船を膨《ふく》らませる、なんてイメージした方がうまくいくでしょう。

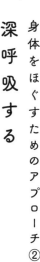

もうひとつ、代表的な呼吸は、「胸式呼吸」というものです。激しい運動をした後の呼吸が分かりやすいでしょう。胸郭《きょうかく》を広げて、肺に空気を入れます。

人前で話す時は、意識的に「腹式呼吸」を目指します。

「腹式呼吸」は、「胸式呼吸」に比べて、1回の呼吸で吸い込む空気の量が多く、言葉をコントロールしやすい呼吸です。

空気の量が少ないと、頻繁《ひんぱん》に息継《いきつ》ぎをしなければいけなくなります。入る量が多いと、息継ぎが少なくてすむのです。

なおかつ、「腹式呼吸」は、副交感神経を刺激して、穏やかな気持ちになります。

さらに、「胸式呼吸」に比べて、目立ちにくいという利点もあります。

あなたが人前でどんなに緊張していても、「腹式呼吸」をしている限り、なかなか、目立ちません。ですが、「胸式呼吸」は、呼吸をしていることがよく分かります。

1995年の「阪神・淡路大震災」の時、NHKのニュースを見ていました。アナウンサーは「それでは、お亡くなりになった方々のお名前です」と言って、淡々と名前を読み上げ始めました。

まだ、午前中の早い時間で、どれほどの死者数なのか、誰も把握していませんでした。

アナウンサーの男性は、最初は、腹式呼吸で名前を読んでいましたが、やがて、声が震え始めました。

名前を読んでも読んでも終わらないからです。6千人以上がお亡くなりになっていました。東日本大震災以前に、そんなにたくさんの方が亡くなる地震を経験するなんて誰も想像していなかったのです。

アナウンサーの男性は、感情を必死に抑えていましたが、肩と胸が大きく動き出しました。「胸式呼吸」になったのです。

僕は思わず画面に釘付《くぎづ》けになりました。

「胸式呼吸」は、感情が動いていることをはっきりと伝えます。

1回の吸い込む量が少なくなりますから、ひんぱんに呼吸します。胸がさかんに動くのです。ニュースを冷静に伝えるという意味では、アナウンサー失格だったかもしれませんが、震災の悲惨さははっきりと伝わりました。

腹式呼吸のやり方

鼻から1〜2秒でゆっくり吸って、口から5〜10秒ぐらいでゆっくり吐きます。

鼻が花粉症や鼻炎でつまっている場合は、口から吸ってかまいません。

ゆっくり吸いながら、空気をお腹の辺りに入れる、というイメージを持ちます。

下腹に風船が入っていて、それを膨らませるというイメージでも、おヘソの少し下辺りに具体的に空気が入っていくというイメージでもかまいません。

あなたがなるべく深く呼吸しやすいイメージです。横隔膜が下がって、内臓を押し出してお腹が膨らむ、なんてイメージよりは、こういう分かりやすい方がいいと思います。

うまくイメージがつかめない時は、寝た状態から始めて下さい。

次に椅子に座った状態。やがては、立った状態へ。

何度も何度も、ゆっくり深い呼吸を繰り返して下さい。スピーチの順番が近づいて来ると、ドキドキして、早い呼吸になりがちですが、ぐっと堪えてゆっくり呼吸するのです。

副交感神経が刺激されて、徐々に、落ち着いた気持ちになるはずです。

ちなみに、夜、明日のスピーチや面接のことを思って興奮してしまい、眠れなくなった時も、この深い呼吸は効果的です。

寝たままで、鼻から短く吸い、口からゆっくりと出します。力を抜いて、ただ、一息吸うたびに、空気が自分の身体のより下の部分に入るというイメージを持つのです。

そして、一呼吸、吐《は》くごとに無理のない範囲で吐く秒数を伸ばしていきます。ただし、苦しくなる前に、伸ばす努力はやめます。苦しくなって、「ああ、もうこれ以上、ゆっくり吐けない。15秒ぐらいかなあ」と思うのではなく、「あ、もうすぐ苦しくなりそうな予感がある。もう、吐く息を伸ばすのをやめよう」と判断するのです。

これは、「呼吸すること」と「力《りき》むこと」をなるべくイコールにしないためです。それはつまり、「スピーチすること」と「力むこと」をつなげないということでもあります。

あがりそうになったり、緊張しそうになったら、とにかく、深い呼吸です。

自分の順番を待っている間は、意識して「腹式呼吸」を目指します。深く、ゆっくりとした呼吸です。

いざ、話し出すと、重心と同じで「腹式呼吸」を意識することは難しいです。けれど、壇上に立ち、話し出す直前まで、深く呼吸をしようと思っていて下さい。

そうすると、**やがて、「腹式呼吸」はクセになります。放っておいても、深く呼吸するようになるのです。**

背筋を伸ばし、胸を広げ、顔を上げ、深い呼吸で話すことができるようになるのです。

そうして、身体がほぐれれば、精神もほぐれ、より呼吸は深くなり、重心も下がってきます。

その結果、人前で話す理想的な姿勢に近づきます。

では、いよいよ、身体の余計な緊張を取りましょう。

身体をほぐすためのアプローチ③

過度の緊張を取る

背筋を伸ばそうとして、無理に力んでは意味がありません。胸を広げるのも、前を向くのも、余計な力を入れてはダメです。

それは、外見だけを真似した緊張した姿勢です。

それでは、精神がほぐれることはありません。

「緊張すること」は、とても重要なことなので、少し丁寧に説明します。

とにかく、早くほぐしを実践したいという人は、飛ばして下さい。

精神的に緊張することはナチュラルなことと書きましたが、ここ一番という時に無意識に身体に過剰な力みが入ることも、じつは自然なことです。

道を歩いている時、突然、横の路地からバイクや車が飛び出してきたと想像してみて下さい。

あなたの身体はどうなっていますか？　肩が上がり、首がすくみ、全身の筋肉が緊張しているはずです。

筋肉を緊張させると、まるで鎧《よろい》のように内臓を守ることができます。肩を上げ、首をすくめることで、大切な延髄《えんずい》を守ることができるのです。

感動的なのは、危険が迫った時、脳が「あ、危ない！　筋肉を緊張させて内臓を守ろう！」と命令しているわけではなく、条件反射としてこうなっていることです。

もし、脳がいちいち命令しないと緊張しないのなら、人間の身体は激しいダメージを受けていたでしょう。

大昔、木から落ちた時、崖から足を踏み外した時、獣に襲われた時、人間は脳が意識的に命令する前から、瞬時に筋肉を緊張させて自分の身体を守ってきました。

人間が種として生き延びることができた、極めて優れたメカニズムです。

交感神経が活発になった状態で、筋肉の緊張だけではなく、動悸が激しくなり、呼吸も浅くなります。

これは、「防御する身体」であり、同時に「攻撃する身体」とも言えます。

問題なのは、身体的危険だけではなく、**精神的危険でも、同じメカニズムが発動すること**です。これが私達を苦しめるのです。

大勢の前に立った時、ここ一番のスピーチをしなければいけなくなった時、あなたはそれを危険と感じて、交感神経の活動が活発になり、呼吸が浅くなり、条件反射として力んでしまうのです。

誤解されがちですが、**身体の緊張を取ることは、「緊張を全部取る」ことではありません。**

緊張をすべて取った身体は、例えば、サウナに入った後、ビールを飲んでぐでーっとしている身体だったり、夏、縁側でスイカを食べてぐだーっとしている身体だったり、アロマの匂《にお》いと共に丁寧なマッサージを受けてほげーっとした身体のことです。

これは、リラックスしている身体というより、リラックスし過ぎた・緊張を抜き過ぎた身体です。

リラックスした身体とは、緊張していない身体ではなく、余計な緊張のない身体の

ことです。

僕は、よく、このことをサッカーのゴールキーパーにたとえて説明します。

素人のゴールキーパーは、ボールが敵の陣地深くにあっても、ずっと緊張しています。身体全体に余計な力みがあるのです。

ですから、敵が近づいてボールを蹴《け》られた時には、力みすぎて身体が強張っていてうまく動けません。

平均的な水準のゴールキーパーは、敵陣の中にボールがある時はリラックスしていますが、ボールがセンターラインを越えて、近づいてきたら緊張し始めます。そして、身体のいろんな所が過剰に緊張します。

ボールが蹴られた瞬間は、余計な力みが邪魔をしてうまく動けません。

一流のゴールキーパーは、ボールが近づいても余計な緊張はしません。ただ、自分の身体を支えるだけの緊張があるだけです。

余分な力が入ってないので、相手の蹴ったボールに瞬間的に反応できるのです。

ちなみに、緊張を抜き過ぎた、リラックスし過ぎた身体というのは、ゴールキーパーがゴールの前で寝っころがっている状態のことです。

この身体は、一見、リラックスしていて最適なように見えますが、ボールが近づいてくると、いきなり、過度に緊張してしまうか、ずっと力を抜きすぎてまったく動けないか、になりがちです。

緊張をゼロにしてしまうと、肝心な時にゼロかマックスになって、ちょうどいい緊張にはならない可能性が高いのです。

これは、社会生活ではうまく使えない身体です。

あなたが人前で話そうとする時、目指すのは、「適度に緊張した身体」です。「適度な緊張」とは、あなたを支えるだけの充分な緊張があり、それ以上の余計な緊張がない身体のことです。緊張し過ぎた身体でも、緊張を抜き過ぎた身体でもありません。

とにかく緊張を取ろうとして、必要な緊張まで抜こうとしては意味がありません。

あなたは人前で話す時、自分の身体を支え、声を前に届ける緊張を必要とします。

床に寝っころがって脱力したまま、プレゼンしたり面接を受けたり大切なスピーチをする人はなかなかいないでしょう。

やれと言われても起き上がるはずです。

昔、助産婦さんから、いかに分娩台《ぶんべんだい》は人間の生理に反するかという理由として、

「人間は真剣になったら起き上がるんです。寝っころがってテレビドラマを見ていて、面白くなってきたら思わず起き上がるでしょう。出産という真剣な行為を分娩台に寝たまま行うのは人間の本能から見ておかしいんです」と説明を受けたことがあります。目からウロコが落ちるとはこのことかと思いました。

出産という人生の一大事でなくても、大切なプレゼンやスピーチの時、あなたは力を抜き過ぎることはできません。

気合が入れば入るほど、力も入ります。

力むことが人間に備わった生理的なメカニズムだとしたら、身体の緊張を取るのは不可能なのでしょうか？

大丈夫です。**意識し、練習することで、生理的な感覚もコントロールできる**ようになるのです。

バッティング・センターに行ったことはありますか？

僕は中学生の時、生まれて初めて100キロのスピードで球が飛んでくるバッター・ボックスに立って、怖さで身がすくみました。

身体に当たらないだろうと思いながらも、目の前をびゅんっ！　と過ぎていくボールに恐怖を感じました。

けれど、一緒に行った野球部の友達は、平気な顔をしていました。

もちろん、彼も最初は怖かったと言いました。でも、小学生の時から繰り返し練習することで、恐怖を感じなくなったのです。それどころか、100キロを物足りなく感じて、120キロのバッター・ボックスに立とうとしていました。

生理的な感覚も訓練によって（もちろん、程度はありますが）コントロールできるのです。

ですから、浅い呼吸になったり、重心が上がったり、力むことが生理的な反応だからと言って、あきらめたり、悩む必要はないのです。

緊張にはクセがある

身体の過度の緊張を取るためには、自分の緊張に自覚的になることが大切です。**自分の身体のどこが、どういう時に力んでしまうかを知ることです。**

難しいことではありません。

人前に出る時や大切なスピーチの前に、つまり、精神が緊張しそうな時に、ふっと全身を感じてみて下さい。

きっと、どこかが過剰に力んでいるはずです。

どこが緊張して、ストレスや危機を乗り越えるかというのは、人によって違います。拳《こぶし》を握りしめて危険を耐えようとする人、アゴをぐっと噛《か》みしめる人、肩が上がって力む人、背中の上部が緊張する人、腰の部分が緊張する人。さまざまです。

緊張にはクセがあるのです。

普段から、痛みがある身体の部分は、緊張がクセになっている場合が多いです。もちろん、一カ所ではなく、何カ所も緊張する人や身体全部が力んでいる人もいます。

あなたはどうですか？

自覚できれば、あとは、そこをほぐすだけです。

じつは、緊張した部分の力を抜こうとイメージするだけで、かなり抜けます。

そこの部分の筋肉が柔らかくなり、力が抜けていくイメージです。

そんなバカなと思う人がいるかもしれませんが、何度も繰り返しているように、精神と身体はつながっています。

最近のスポーツクラブでは、「どこの筋肉を鍛えようとしているか、はっきりイメージして下さい」という教え方が一般的になってきました。

「今、自分は上腕二頭筋《じょうわんにとうきん》を鍛えている」「今、自分は腹直筋《ふくちょくきん》に負荷をかけている」とイメージすることで、ただ闇雲《やみくも》にトレーニングするよりはるかに効果的に筋肉は成長するということが分かってきた結果です。

ですから、**自分の身体の緊張する場所が分かったら、普段からそこの力を抜こうと思うことはそれなりに効果があります。**

人前に立ち、背筋を伸ばし、胸を広げ、前を向いた時に、どこが緊張するか自覚できれば素敵です。

そこの部分の緊張を抜こうと意識するだけでも、それなりの効果はあります。**話している最中にふと緊張を感じたら、話しながら力を抜いて下さい。やがて、それがクセになって抜けやすくなります。**

緊張した部分の力を意識だけで抜こうとしてもダメな場合は、具体的にほぐします。緊張するたびにほぐすことで、自分の身体の緊張に対して自覚的になりますし、筋肉もほぐれやすくなります。

代表的な「緊張する部分」を、スピーチの前にほぐしましょう。

繰り返しますが、そうすると、あなたの精神もほぐれていくのです（動きによっては、話している途中でもできるものがあります。もちろん、その方がほぐすためには、より効果的です）。

緊張する部分をほぐすレッスン

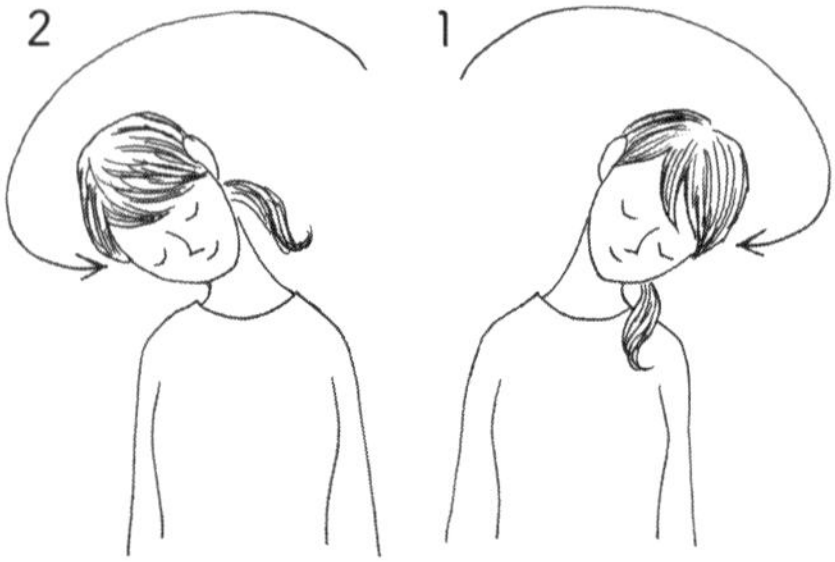

a　関節周りをほぐす

緊張すると、関節周りが特に強張ります。

1　首を回す

頭の重さを感じながら、頭の重さを利用してゆっくりと回す。痛《いた》気持ちいい部分を特にゆっくりと丁寧に。右回りと左回り。

2 手首を回す

手首をぶらぶらと振る。

両手を楽に組んで、力を抜いたまま、優しく回す（この運動なら、話しながらやってもそんなに奇異に思われません。効果的です）。

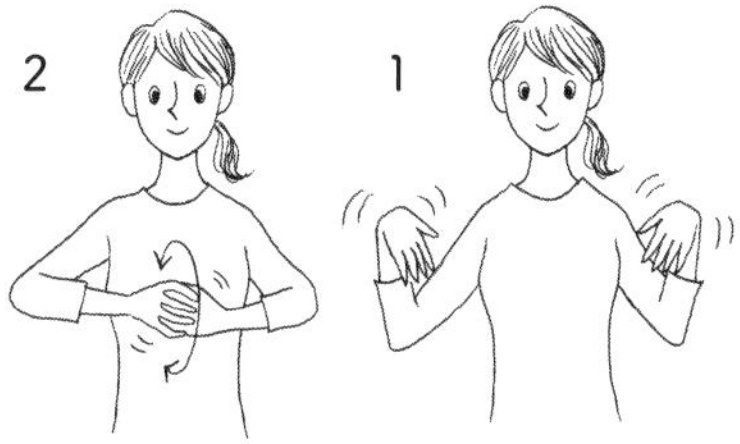

3 腕を回す

楽に力を抜いて、回します。胸がほぐれる感じを楽しんで下さい。

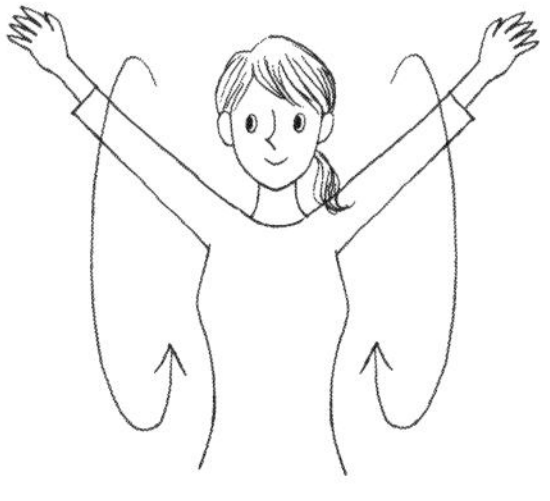

4 膝《ひざ》をほぐす

軽く弾んで、膝を緩《ゆる》めます。緊張すると、ここが突っ張る人が多くなります。スポーツ選手が、試合や競技の直前、軽く弾んでいることは前述しました（話しながらやるのも重心を下げる意味とあわせて効果的です）。軽く円を描くように回します。

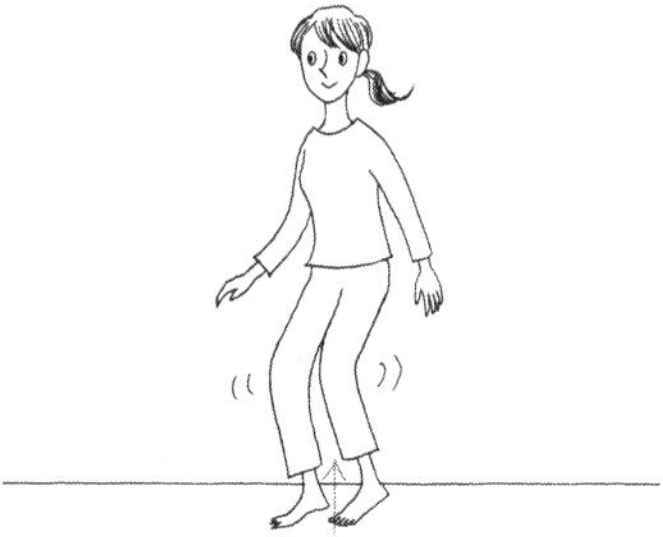

5 足首を回す

無理をせず、優しく。

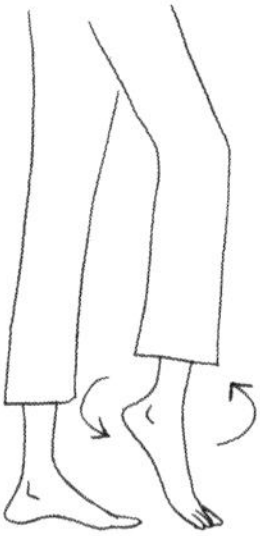

b　肩と背中をほぐす

1　肩を上げて落とす

肩を上に上げ、いきなり力を抜いてストンと落とします。

力で意識的に下げるのではなく、脱力して腕と肩の重みで下に落ちる感覚を楽しんで下さい。

話す直前、軽くやるのも効果的です。

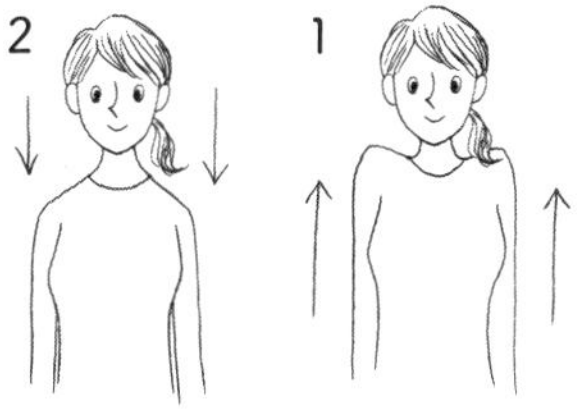

2　肩甲骨《けんこうこつ》周りをほぐす

肩甲骨を動かすことを意識して、肘を後ろに引きます。

1回ごとに手のひらの向きを上と下に変えます。

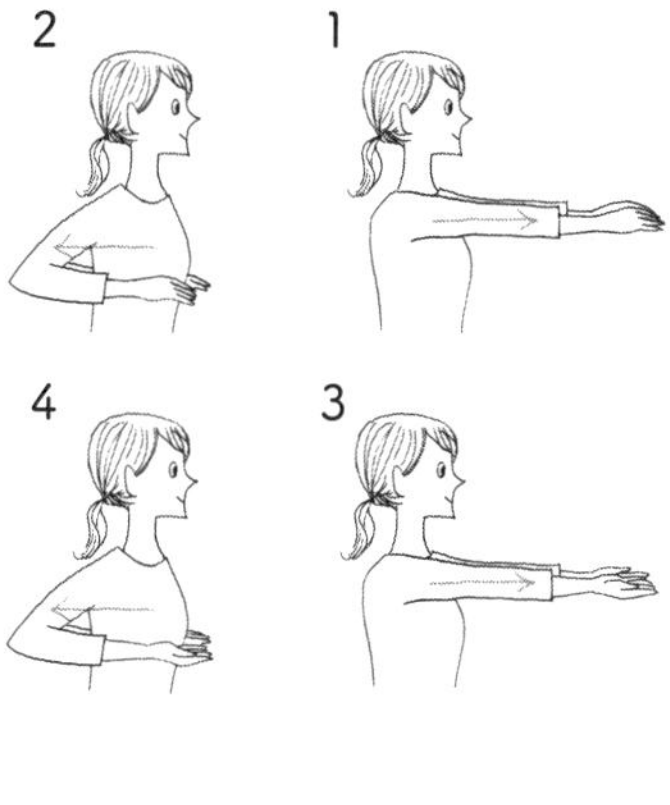

c 脱力する

1 ぐーっとパッ

ぐーっと拳《こぶし》を握り、パッと開きます。開く時、手のひらは上向きです。

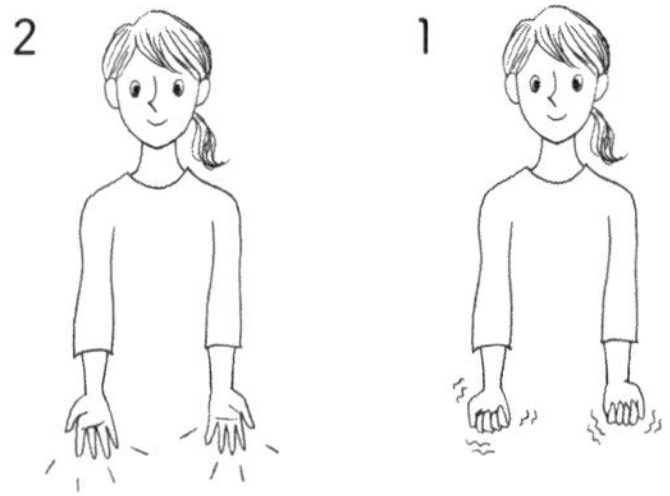

2 全身脱力

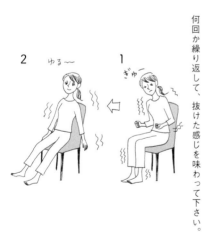

イスに座るか、寝っころがれる場合は、全身に一気に力を入れます。そして、パッと抜きます。何回か繰り返して、抜けた感じを味わって下さい。

d　その他の部分のほぐし

1 ゆっくり腰を回す

ゆっくり腰を右回し、左回し、8の字回しをします。腰痛のある人は無理をしないで。鏡があれば、回している時に自分の両肩がなるべく動かないように。

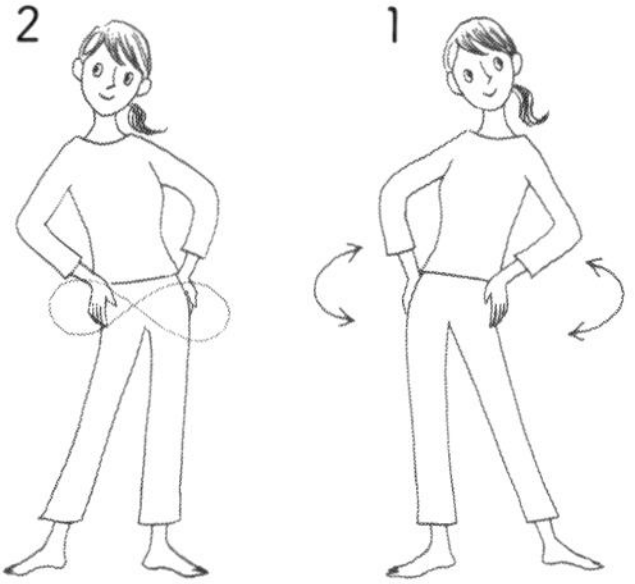

2 アゴをほぐす

両アゴを手でほぐします。ここが緊張して、話しにくくなる人がけっこういます。

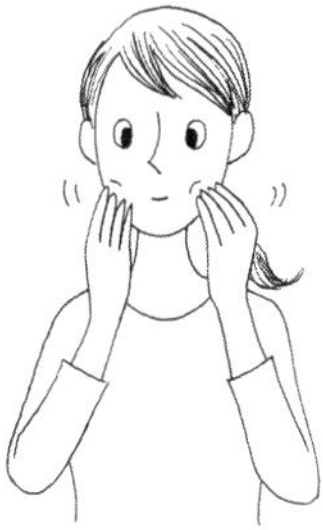

3 胸周りをほぐす

胸の上の部分を自分の手でほぐします。

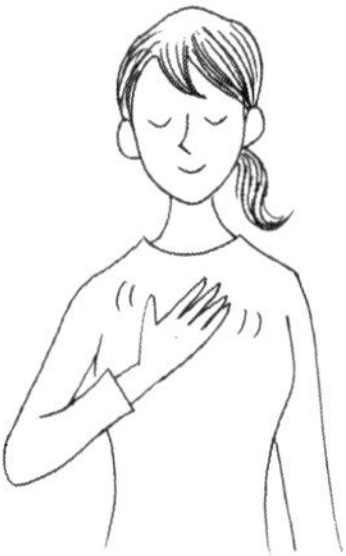

4 顔の筋肉をほぐす

顔をくしゃくしゃにしたり、ぎゅーっと真ん中に集めて、パッと開きます。さらに、顔の全パーツが上に引っ張られるイメージや下に引っ張られるイメージ。右と左に引っ張られるイメージ。強張りがちな顔を楽にしましょう。

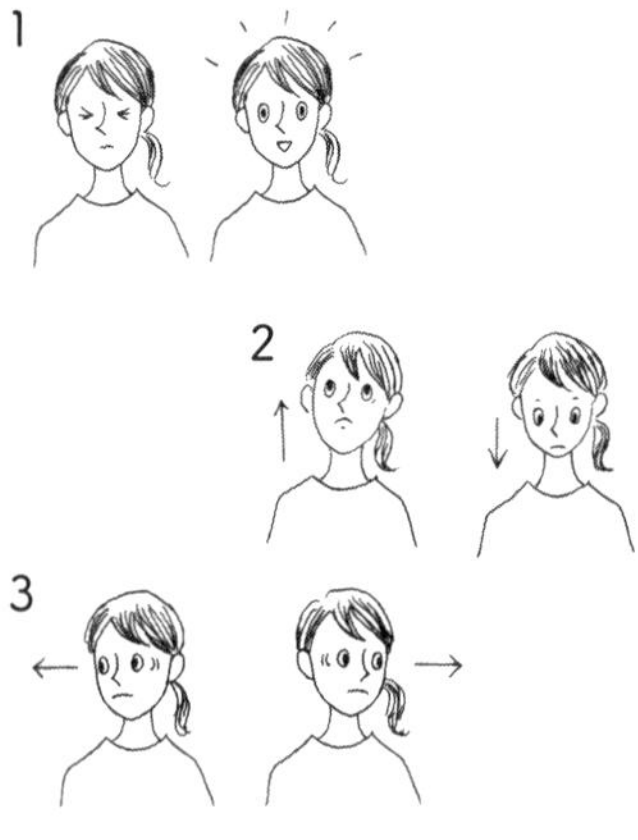

繰り返しますが、背筋を伸ばし、胸を広げ、顔を上げても、過度な緊張があれば、なかなか心は落ち着きません。

スピーチの直前、このほぐすレッスンをすることで、自分はいつも顔が緊張しているとか、首が強張っているとか気付くでしょう。

自分の緊張しがちな場所が分かれば、抜きやすすくなるのです。

どうか、「あ、緊張してきた」とか「すっごくあがってる」とか感じたら、身体をほぐして下さい。

人に見られたくなければ、トイレでやるという方法もあります。

ただ、例えば、大勢の人に話す時、控室や舞台袖《そで》で身体をほぐすあなたを見たとしても、誰もおかしいとは思わないでしょう。

いいスピーチをするための当然の行動だと思うはずです。

「背筋を伸ばし、胸を広げ、前を向く」というのは、一応の目安です。

この姿勢を維持することに神経質になることは避けてください。

自信のない人、不安な人、あがっている人、緊張している人が、その正反対の姿勢をしているから、あえて、描写したのです。

本当にリラックスした状態になると、背筋を伸ばしているという意識も、胸を広げるという狙《ねら》いも、前を向くという努力も自然に忘れていきます。

それがやがての目標です。

ちなみに、日本および世界には、身体の余計な緊張を取り、本当の意味でリラックスさせる訓練方法があります。

ヨガや野口体操、アレクサンダー・テクニーク、フェルデンクライス、などです。

聞いたことがあるでしょうか？

どの方法も、根本の考え方は似ていると僕は思っています。

それは、**筋肉ではなく骨格で身体を支える。つまり、余計な緊張を抜くことで身体本来のバランスを取り戻すこと**、です。

自分の身体の強張りに悩んでいる人がいたら、トライしてみるのもいいと思います。

あがり症の若い女性で、いつも、両肩がぐっと上がったまま生活している人がいました。

肩凝りもつらそうでしたが、なにより、いつも激しく緊張している雰囲気がありました。

その姿勢を見るたびに、僕は内心「ああ、どれかのトレーニングをすると、精神も楽になるのになあ」と思っていました。

僕はロンドンの演劇学校に留学した時、一年間、授業でアレクサンダー・テクニークを習い、興味があったので、放課後も街で教えている先生をネットで見つけて通いました。

身体がほぐれると、精神もほぐれる実感を持ったのです。

身体をほぐすいろいろな方法

前述した三つの方法以外にも、身体をほぐし、結果的に精神をほぐす方法はあります。

それを私達は経験的に知っています。

効果的なマッサージを受けた後はなんだか精神も柔らかくなるし、とっても美味しいものを食べた時は生きていくエネルギーが心の奥底から溢れ出るし、素敵な風景を見た時はうんと優しい気持ちになるし、大好きな音楽を聞けばウキウキしてくるでしょう。

美味しいものも美しい風景も、あなたの身体をほぐし、そして精神をほぐしてくれます。

この方法を利用して、スピーチの前に、身体をリラックスさせる方法としては——。

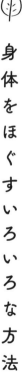

1　水を一杯飲む
2　好きな曲を直前まで聴く
3　愛する人の写真を見る
4　犬や猫と戯《たわむ》れる
5　美味しいものをほおばる

というようなことでしょうか。

スケート選手が競技の直前まで、イヤホンで自分の好きな曲を聴いているのは、私達がよく目にする風景です。

三島由紀夫はかつて、「太宰（治）のもっていた性格的欠陥は、少なくともその半分が、冷水摩擦や器械体操や規則的な生活で治される筈だった」と言い放ちました。憂鬱《ゆううつ》に悩まされ自殺願望の強かった太宰治に効くかどうかはさておいても、スピーチの前に器械体操というよりストレッチや軽い運動をすることで緊張がほぐれる人は確実にいると思います。

もちろん、例えば素敵な曲を聴くだけで問題が解決するわけではありません。

直前まで、気に入った曲を聴いてリラックスしていたあなたの身体と精神は、人前に出た瞬間に、急速に緊張する可能性があります。

それでも、直前まで、思い詰め、ガチガチに緊張したまま、人前に出るよりはましだと思います。

精神のリラックスのために、身体をリラックスさせましょう。

もう一度、最後に確認します。

あがっている人、緊張している人は、背中が丸まり、胸が閉じ気味で、顔が下を向いています。そして、重心は高く、呼吸は浅く、過剰な緊張が身体にあるのです。

目指すは、重心が低く、呼吸が深く、余計な緊張がない状態で、背筋を伸ばし、胸を広げ、前を向いた身体です。

この身体になるだけで、精神はずいぶん、楽になります。

もちろん、そうならなくても焦る必要はありません。

それでは、いよいよ、緊張する精神そのものにアプローチします。

LESSON

2

「与えられた状況」に集中する

精神をリラックスさせる

精神的アプローチ⑤
自意識、このやっかいなもの

あなたを緊張させる原因は、「自意識」と呼ばれるものです。

自意識とは、「自分はどう見られているだろうか」「自分はうまくやれるだろうか」「自分は笑われないだろうか」という、自分に対する意識のことです。

これが、あなたの身体を強張らせ、あなたの意識を混乱させるのです。

「自意識」のやっかいなところは、**「忘れよう」とか「気にしないようにしよう」と思えば思うほど、大きくなっていく**ことです。

じつに、困ったものです。

俳優が部屋に一人で演技の練習をしている時は、自意識に悩まされることはありません。のびのびとセリフを語ります。

そこに、仲のよい友人が現れたとします。友人は決して口うるさい批判をしないので、俳優は少しだけ身構えますが、それでも、自意識に苦しむことなく演技を続けます。

そこに演出家が現れます。または、年上の共演者や口うるさいプロデューサーがやってきます。

俳優は、いきなり「どう見られているだろうか？」「自分はうまくやれているだろうか？」「絶対に失敗してはいけない」と、自分の演技に対して、自分でいろいろと考え始めるのです。

もちろん、同時に「楽にやろう」「緊張してはいけない」と自分に言い聞かせていますす。でも、そうすればするほど、ますます緊張していくのです。

緊張するのは、演出家やプロデューサーのせいでしょうか？

当たり前のことを聞くなと思いましたか？

でも、演出家は「絶対にうまくやれよ！」と叫んだわけでも、プロデューサーが「下手ならクビだ！」と告げたわけでもありません。

ただ、部屋に入って来ただけです。

もし、俳優が演技に夢中で、部屋に演出家やプロデューサーが入ってきたことに気づかなかったら、俳優は緊張することはないでしょう。

つまり、緊張するかどうかは、演出家やプロデューサーが部屋に入ったかどうかではなく、俳優が**「気付くかどうか」**なのです。

何が言いたいか分かりますか？

俳優を強張らせている原因は、俳優の心の中にしかない、ということです。

緊張するかどうかは、俳優の気持ちひとつなのです。


テレビや映画の撮影の時、あまりにあがってしまう俳優さんに向けて「それじゃ、テストいきます」と告げて、こっそりカメラの録画スイッチをオンにするということがあります（通常、テストの時は撮影しないのです）。

テストの時は、多くの俳優はじつにのびのびと演技します。テストと分かっていて、テストなんだから失敗して当然、録画もしてないし、そのためのテストなんだから、と気楽にできるからです。

けれど、本番は違います。

「じゃあ、本番行きましょうか」という監督やディレクターの一声で、何人もの助監督やADが大声で「本番！」と連呼《れんこ》する場合が普通にあります。その結果、どんどん萎縮《いしゅく》してしまう俳優さんが現れるのです。

余談になりますが、僕は初めて映画を撮った二十代の時、この「本番！」という大声の連呼に「なんだ⁉　これは俳優を緊張させたいのか？　追い込むことが目的なのか？　どうしてだ⁉」と戸惑いました。

そして、助監督達に「もうちょっと静かに、優しく言えないかい？」と注文したのですが、この場合は、緊張の原因は、俳優の心の中の問題だけではありませんでした。あきらかに、「本番！」と殺気だって叫ぶ助監督やADの声が、俳優の緊張を増大させたのです。

演劇でも、演技の開始に「はい！」と大声を出して、手を叩く演出家さんがいます。俳優の気持ちが入りやすいとか、区切りになると思っているのでしょうか。

中には、そうやってくれないと気合が入らなくて演技が始められないという俳優さんもいたりします。長年の習慣なのでしょう。

僕はやりません。僕はおだやかに演技を始めてもらいます。なるべく、自分の心以外の緊張の原因を取り除こうとしているのです。

本人が緊張しているのに、わざわざ、周りが余計緊張させるようなことをする必要はないと思っているのです。

余談をもう少し続けると、素人のプロデューサーには、ここ一番という大切なシーンを控えている俳優に「がんばってね。このシーンはこの映画の中で一番大切なところだから。このシーンの演技の成功が、この映画の成功を決めるから」なんて話しかける大バカ野郎がいます。

そんな重要なことに俳優が気づいてないと思っているのでしょうか。このプロデューサーがやっていることは、深刻なプレッシャーをかけただけです。つまりは、緊張を増大させただけです。

大切なプレゼンを前にした部下に、「がんばってくれよ。営業一課の未来がかかってるんだから」なんて激励のつもりで崖から突き落とすアホ上司がいます。

試合の前に、「このゲームは、死んでも勝てよ！　絶対に負けられない戦いだからな！」と激励してるつもりで、プレッシャーと緊張の固まりを投げつけるクソコーチもいます。

これらの言葉や態度は、あなたの自意識を増大させることはあっても、リラックスさせることはありません。

撮影直前の俳優も、プレゼン前のビジネスマンも、もうすぐ試合の選手も、みんな、目の前の撮影やプレゼンや試合のことだけを考えています。

そして、それがどれほど重要か、身に沁《し》みて分かっています。あえて誰かから言われる必要はまったくありません。

その結果が映画や会社やチームの未来を決めるだけではなく、自分の人生の未来そのものを左右すると骨《ほね》の髄《ずい》まで分かっています。

必死でがんばろうとしている相手に、「がんばれ」と声をかけることは、無意味です。

これは重要だと思い詰めている相手に、「これは重要なことなんだ」と念を押すことは相手を潰《つぶ》す行為でしかありません。

もし、相手が絶対に気づいていないヒントや情報があれば語る意味もあります。

「対戦相手に弱点があることが今、分かった」とか、「プレゼン相手の部長さんの好みが今、分かった」とか、「一番いいセリフの言い方を今、気づいた」と言うのなら、アドバイスする意味もあるでしょう。

けれど、相手が分かり過ぎていることを、あえて、直前で繰り返す意味はないのです。

身体のリラックスの時に書いたように、こういう時、本人の身体は強張っていることが多いです。

この時に、必要なことは、がんばることではなく、ベストなコンディションになることです。

ふっと身体の力を抜いて楽になってもらうために、有効な情報がないのなら、**直面するテーマと関係のない、けれど、それなりに考えると楽しくなることを話しかけるという方法**があります。プレゼンを前に緊張している相手や、面接に出かける相手や、スピーチを控えて緊張している相手に、「がんばってね」「しっかりやれよ」ではなく、例えば、「終わったら、美味しいもの、食べようか？　何、食べたい？」なんて話しかけるのです。

連続ヒットを打たれて舞い上がっているピッチャーに監督やキャッチャーが歩み寄り、「今度の休みにガールズバー、行こうか。どんな女性がタイプだ？」「××っていう映画、面白いらしいよ」なんて声かけるのは、とても素敵だと思います。

声をかけられる相手は、「ああ、激励に来たな」とか「がんばれって言うんだろうなあ」と思っているのです。なのに、「××ちゃん、お前のことが好きみたいよ」なんてつぶやかれたら、緊張している相手は、驚き、虚《きょ》を衝《つ》かれ、ふっと力が抜けていくでしょう。

もちろん、放っておいても一人でリラックスできそうな人にはこんなことを言う必要はないのです。話しかけるのは、一人ではますます緊張が高まるように見える人です。

もっとも、余計なことを言うバカプロデューサーもアホ上司もクソコーチも、緊張している相手のために何かを言うのではなく、自分自身が不安だったり焦っていたりするから、思わず言ってしまうのです。

自分の不安や焦りに負けて、余計なことを言うのです。つまりは、**相手のためでは**

なく、自分のためなのです。

もし、あなたの周りにそんな人がいたら、緊張する現場では、なるべくその人を遠ざける必要があります。その人の傍《そば》に行かないとか、常に誰かと一緒にいるとか、です。

逆に、ふっと力が抜けることを言ってくれる上司やコーチが周りにいるなら、あなたはとてもラッキーです。

緊張しているプレゼンの前に、上司が近づいてきて、プレッシャーをかけられるのかと思ったら、「今日、終わったら、美味しい焼肉、行くか？　ところでお前は、ロースとカルビ、どっちが好きだ？」なんて言われたら、心と身体の緊張はずいぶんほぐれるでしょう。

そういう上司やリーダーがいない場合は、舞い上がりそうな時に、自分で自分に「そろそろディズニーランド（ＵＳＪ）行こうかなあ。誰と行こうかなあ？」と問いかけるのです。思い詰めた状態から、ふっと気をそらし、身体を楽にするのに有効な方法です。

余談は終えて、自意識についてです。

少数ですが、**考え方で、自意識が楽になる人達がいます。**

集合写真で、たまに、ものすごく緊張しているというか、自意識びんびんのまま写っている人を見ます。

「ああ、この人は、みんなから見られていると感じてるんだな」と、そういう写真を見ると思います。

でも、実際は誰も見ていません。

本人が気にするほど、周りの人はその人を見ないのです。

人は、集合写真を見る時、まず、自分の顔を見ます。どんなに母性に溢れた母親でも、自分の子供ではなく、まず、自分の顔を見ます。その後、子供の顔を見るのです。どんなに大恋愛の真っ最中でも、恋人同士は、まず、自分の顔を見ます。そして、今、熱烈に恋をしている相手を見るのです。

自分の顔より、まず、愛している人の顔を先に見る人はいないと断言します。

それぐらい人は、自分自身に関心があるのです。

みんな、自分自身に一番関心があって、他人にはそんなに関心がないのです。

自意識にまみれている人は、「みんなが私を笑っている」「みんなが私を見ている」と思っていますが、見ていません。

だって、あなたは誰かをじっと見ていますか？　熱烈に惚《ほ》れている場合は別ですが、たいして関心のない人をじっとは見ません。まったく見ないと言ってもいいです。

道で転《ころ》んだ後、自意識びんびんのまま、平気な顔を作ってその場を去ろうとしている人をたまに見ます。

ああ、人から笑われている、注目されていると思っているんだろうなと感じます。でも、誰も見ません。見ても、たいして関心がありません。その人が転んだかどうかは、どうでもいいことなのです。

もちろん、自分が転んだら大問題です。でも、他人が転ぶことはどうでもいいのです。

このことに明確に気付くと、ふっと自意識が楽になることがあります。

この説明を僕が話しただけで、**実際に人前での緊張が取れて楽になった人が何人もいます。**

もし、あなたがこう考えることで楽になれたとしたら、素敵なことです（なれなくても、焦る必要はありません。あくまでこの考え方でリラックスできるのは少数派ですから)。

もうひとつ、**「自分をよく見せようとしない」と思うことで楽になる人**もいます。

俳優がセリフを練習していた例で言うと、友達が入ってきても緊張しないのは、友達に自分をよく見せようとは思ってないからです。

でも、演出家やプロデューサーが部屋に入ってきていきなり緊張するのは、「自分をよく見せよう」と思ってしまうからです。

よく見せようと思って、よくなるのならどんどんやるべきです。

でも、よく見せようと思っても、よくはなりません。それどころか、緊張して、間違いなく悪くなります。

僕が劇団を結成して演劇を始めた最初の頃、有名な劇評家やテレビ局のプロデューサーが芝居を見に来てくれたことがありました。

演出家の僕は嬉しくて、開演前に俳優たちに報告しました。よりやる気になるというか、燃えると思ったのです。

でも、結果はさんざんでした。

そのことを聞いた俳優は、みんな、「うまくやろう」として、緊張し、普段よりはるかにダメな演技になりました。

すぐに僕は、どんな人が見に来ようと、劇団員に告げることはやめました。

今から思えば、本当に愚かなことを言ったと思います。僕は演出家で出演しませんから、俳優の本当の気持ちがよく分かってなかったのです。

けれど、劇団を10年ぐらい続けた時、だんだん俳優は図太くなったことを実感します。僕が知らせなくても、「客席に××さんがいたね」と平気な顔で俳優は言うようになったのです。

それは、「どんなにがんばっても、今の自分を見せるしかないんだ。よく見せようとしたってムダだから」ということを経験で知った結果だと思います。

若い頃は、0か100かを目指しがちです。全然ダメか最高か、です。

若い時は、酒を飲むと「俺なんか全然ダメ！」「私なんかサイテー！」と叫ぶ場合と「天才かも！」「俺、才能ある！」と舞い上がる場面しかないことがよくあります。

でも、だんだんと**人生は0か100かではなく、68点とか49点とかで生きていくも**

のだと分かってきます。いえ、生きるとはそういうことだと気付くのです。

そうすると、やみくもに「自分をよく見せよう」と思うことがバカバカしくなってきます。自分はどんなにがんばっても、１００点になれるわけがない。今の38点とか79点とかでやるしかないんだ。周りの目を気にしてもしょうがないんだ、と気付くのです。

「自分をよく見せようとしても意味がない。周りを気にしすぎるのはやめよう」と決意して、それが実行できる人も、少数ですがいます。

そう思えれば、力が抜けてリラックスできるのです。

「リラックスして」と言われてもリラックスできない理由

とは言いながら、大多数の人は、自意識に苦しんでいるでしょう。

「誰も自分のことを見ていない」「自分をよく見せようとするのはやめよう」と思うだけで楽になれる人は本当に少ないと思います。

よく、経験不足のディレクターや演出家が、俳優に向かって、「もっとリラックスして」とか「楽になって」と言います。

「リラックスして」と言われて、リラックスできるのなら、苦労はしません。

俳優本人だって、「リラックスしたい」と思っているはずです。「緊張したい」と思っている人はいないのです。

「リラックスしたい」と思ってできていない人に「リラックスして」と言うのは、百害あって一利なしです。

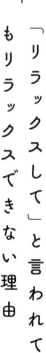

ただし、**「肩の力を抜いて」という言い方は少しましだ**と思っています。具体的に何をするのかはっきりしているからです。

肩を一度上に上げて、ストンと落とすだけでも気持ちが楽になるのは、「身体のリラックス」で書いたことです。

リラックスできない理由が自意識だと書きました。

自意識は、「忘れよう」とか「無視しよう」「考えないようにしよう」と思えば思うほど、大きくなります。

もともと、人間は否定形を実行できません。

どういうことかというと――。

「真っ白いワニを絶対に考えないで下さい」

と、言われると、あなたは絶対に、「真っ白いワニ」を想像します。

「真っ白いワニ」を絶対に考えてはいけないと強く言われれば言われるほど、「真っ白いワニ」を想像してしまうのです。

自意識も同じです。

「自意識を無視しよう」「自意識を忘れよう」と思えば思うほど、自意識は大きくなります。

そして、大きくなった自意識は、さらにあなたを批判します。

人前で話し出した瞬間に、「ちゃんとうまく話せよ」「退屈している人がいるぞ」「ジョークを入れないとダメだろ」「あの人がアクビしたぞ」と、常にあなたを批判し続けます。

あなたはますます焦り、自意識を忘れようとし、結果、自意識をますます大きくしてしまい、過剰にあがってしまうのです。

俳優にも同じことが起こります。

演技を始めると、自意識が「ほらほら、演出家が退屈な顔してるぞ」「客席の右側の人がアクビしたよ」「演技が全然ダメじゃないか」と、いちいち批判し始めるのです。

その状態に対して、スタニスラフスキー（1863〜1938）というロシアの俳優兼演出家は次のようなアプローチを提案しました。

自意識はなくならない

自意識をなくすことは、基本的に不可能です。

もちろん、ものすごく壮大な景色を見たなんて時は、何秒か何十秒か自意識がなくなる瞬間があります。

僕はナイアガラの滝を、船に乗って水しぶきを浴びながら見上げた時は、しばらくの間、口をポカンと開けて思考停止状態になりました。

けれど、自意識は確実に戻ってきます。しばらくして、「この船は大丈夫なのかな?」「もっと近づけないのかな」「滝の裏側はどうなってるんだろう」とかいろいろと考えるようになりました。

お酒やドラッグによって一時的に自意識をなくすことはあるでしょう。

でも、それは社会生活に使える状態ではないはずです。人前で何かをするようなレベルではないのです。

スタニスラフスキーは、自意識をなくすのは不可能だという前提に立ちました。その上で、自意識を敵にするのではなく、味方にしようと考えたのです。

どうせ自意識がなくならないのなら、目の前に立ちふさがって批判ばかりする存在から、後ろに回って、温かく見守ってもらう存在にしようとしたのです。(図7)

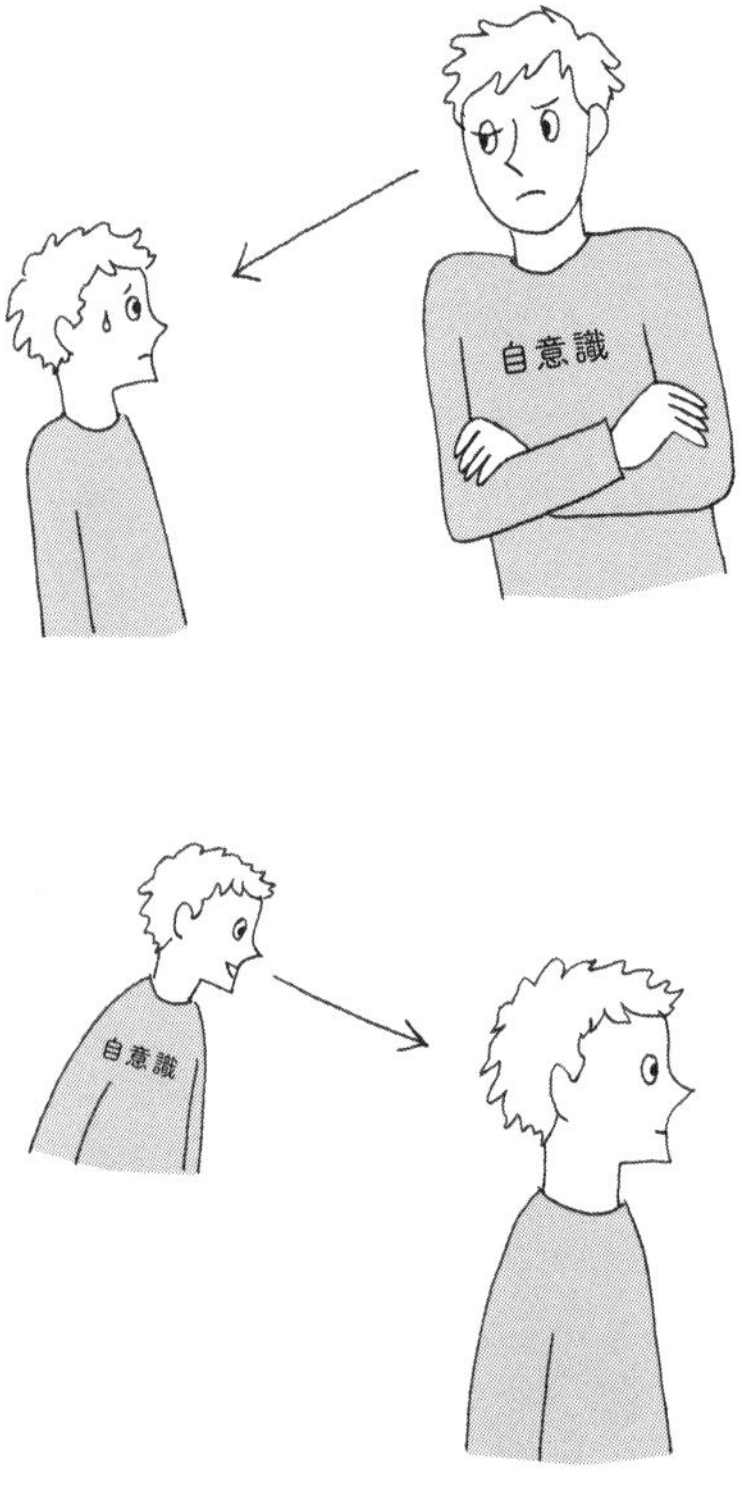

図7　自意識

どうしたら、自意識は味方になるのか？

無視しようとすればするほど、自意識は成長すると書きました。忘れよう、リラックスしようとすると、よけい自意識を意識して、エネルギーが自意識に注がれるからです。それが、「否定形を実行できない」という意味です。

こういう時は、スタニスラフスキーは**「与えられた状況」を想像しなさい**と言いました。

「与えられた状況」とは、俳優が話すセリフに含まれる情景や様子、情報のことです。

具体的に説明しましょう。

あなたが、結婚式のスピーチをするとします。

あなたが男性なら新郎の友人として、あなたが女性なら新婦の友人として、彼・彼女の人柄を語ります。

あなたは高校時代、新郎（新婦）と同じクラブに入っていたとします。男性なら野球部にしましょうか。女性ならバスケット部はどうですか。

当時のことを一番よく知る親友として、どうしても話してほしいと頼まれたのです。人前で話すことが苦手なあなたは、本当は断りたかったのに、どうしてもと押し切られました。

引き受けた日から、もう激しい後悔が始まりました。

笑われたらどうしよう。突然、話すことを忘れたらどうしよう。みんなを退屈させたらどうしよう。

心配で眠れない夜もありました。

そして、いよいよ、本番当日。

一応、しゃべることは紙に書きました。高校時代、共に部活動をした仲間として、新郎（新婦）のがんばりと誠実な人柄を語ろうと決めたのです。

ケガをした後輩を助け、チームをまとめて試合に勝ったエピソードを中心に話すことにしました。

スピーチの順番が来るまで、あなたはドキドキしながら待っています。ノドが渇《かわ》き、汗も吹き出します。

名前を呼ばれて、マイクの前に立ちます。もう心臓がバクバクして、口から飛び出そうです。

紙を見ながら、しゃべり始めました。

みんなの反応が不安で、顔を上げました。みんな、退屈そうな顔をしています。声がだんだんうわずってきました。用意したジョークが受けません。もうダメだと思います。顔が赤くなって、呼吸が浅くなって、ヒザがガクガクして、頭が真っ白になり始めました。

自意識がどんどん大きくなっていく流れです。


この時、あなたは、高校時代の部活のエピソードを話していますが、**あなたの意識は「自分自身」と「聞いている人達」に向いています。**

スタニスラフスキーは、そうではなくて、こういう時は、**あなたが語る「与えられた状況」に集中しなさい**と言うのです。

この場合の「与えられた状況」とは、新郎または新婦が、率先してケガをした後輩を助けた時の具体的な状況です。

「新郎（新婦）は、私に声をかけて、ケガをした後輩をさっと保健室に運びました」と語る時、あなたは、その時のことをただ説明するのではありません。

その時の状況、つまり、呼びかける新郎（新婦）の声、後輩の体重の重さ、自分の気持ち、周りの風景などを集中して思い出すのです。

体育館の中で後輩がケガをしたのなら、その時どんな音がしていたのか、どんな匂いがしていたのか、自分はどんな服装をしていて、暑かったのか寒かったのか、暑かったのなら、どこが汗ばんでいたのか、寒かったのなら、どこか痛かったり、かじかんでいたところはあったのか。

グラウンドで起こったのなら、どんな天気だったのか、太陽はどちら側にあったのか、どんな風がどっちから吹いていたのか、どんな声が聞こえていたのか。

そして、あなたに声をかけた新郎（新婦）はどんな顔をしていたのか、後輩はどんな表情で何を言っていたのか。

保健室まで行く足元はどうだったのか？　土ぼこりが舞っていたのか。湿っていたのか。

とにかく、その時の「与えられた状況」に集中するのです。

こんなことを思うだけで緊張が取れるんだろうかと疑問がわきますか？　大丈夫。取れるのです。

もともと、スタニスラフスキーが「与えられた状況」と言ったのは、緊張しがちな俳優に対して「あなたの役はどんな『与えられた状況』ですか？」と問いかけたからです。

緊張した俳優はセリフを言いながら、演出家や観客のことを一番に考えてしまいます。

そういう俳優に、「あなたが今しゃべっている言葉の『与えられた状況』を想像してみて下さい」とアドバイスしたのです。

気にするのは、観客のことではなく、あなたの役が生きている「与えられた状況」なのだと。

すると、俳優はだんだんと「与えられた状況」に集中し始めます。その時、何が起こって、どうなったかに気持ちが動き始めるのです。

もちろん、アバウトに思い出すだけだと、気持ちは動きません。でも、リアルに思い出すと、気持ちは動きます。

結婚式のスピーチの場合は、あなたが語る言葉に含まれる「与えられた状況」です。

このアプローチはもちろん、俳優だけではなく、一般の人にも有効です。

4つの「与えられた状況」に集中する

「与えられた状況」は、4つに分けられます。
4W、つまり、WHEN　WHERE　WHO　WHATです。

人前に出ても、この4つが明確だと、あなたはリラックスして話せるとスタニスラフスキーは見抜きました。

まず、WHEN。

いつか？　ということです。あなたが語る部活動のエピソードは、いつのことだったのかを、はっきりと思い出します。

具体的であればあるほど、あなたは自意識から自由になります。何年生の何月何日だったのか。何曜日だったのか。何時ごろだったのか。放課後か週末か。

曖昧《あいまい》なまま「私達が練習している時、後輩がケガをして」と言ってしまうと、自意識が出てきます（どういうことかは、このあと説明します）。

次にWHERE。

どこか？　部活動をしていたと言っても、部室だったり、いつものグラウンド（体育館）だったり、対外試合の場所だったりします。

ぼんやりではなく、なるべく具体的に思い出して下さい。

後輩がケガをした時、後輩だけではなく、周りの風景もリアルに思い出すのです。

後輩の後ろはどんな風景でしたか？　あなたの後ろは？　新郎（新婦）の姿はどんな格好でした？　どこか服は汚れていましたか？

後輩はどんな表情でした？　どこが苦しそうでしたか？　どんな呼吸をしていましたか？

地面の色は？　空の色は？　雲はありましたか？

体育館なら、床はどんな色でした？　後輩を取り囲む四方の壁の様子は？　窓から光は差し込んでいましたか？

周りに誰がいましたか？　みんなの反応はどうでしたか？　後輩を見る新郎（新婦）の表情はどうでしたか？

場所に関すること、その場で見えたことを徹底的に思い出すのです。

WHOは、もちろん、あなたのことです。

俳優の場合は、演じるキャラクターのことですが、あなたは自分の経験したエピソードを語るのですから、キャラクターはあなたです。

その時のあなたの服装。身体の状態。どこが疲れていましたか？　どんな心理状態でしたか？　何か言いましたか？

テキパキと判断する新郎（新婦）に対してどんな声をかけましたか？　またはかけたかったですか？　何を思いましたか？　後輩を連れていく新郎（新婦）の背中を見て、何を思いましたか？

なるべく具体的に思い出すのです。

WHATは、その時、何が起こっていたかということです。

あなたはどんなふうに、新郎（新婦）と協力して後輩を抱えていましたか？　身体のどこに後輩の重さを感じましたか？　どんなふうに歩きましたか？　どんなふうに保健室まで行きましたか？　保健の先生はどんな反応をしましたか？　何か言いましたか？

「後輩を保健室に連れて行った後、チームに戻ると、みんな動揺していました。その時、新郎（新婦）はみんなに向かって『大丈夫。私達はできることをやりましょう。それが、ケガをした後輩に対する一番の励ましです』と堂々と言ったのです」

と語る時は、動揺した一人一人の顔を思い出します。

そして、チームメイトは動揺しながらどんなことを言ったのか、どんな不安な言葉を漏《も》らしたのかを思い出します。

もちろん、4Wは続きます。

その場所もです。屋内なのか屋外なのか。

夕方だったのか。夜だったのか。屋内なら、窓から光は射していたのか。

新郎（新婦）の声はどうだったのか？

こういう細かいことを、結婚式の場でいきなり思い出せというのは無理でしょう。

でも、何カ月か何週間か前にスピーチをしないといけないと決まったら、ゆっくりとリアルに細部を思い出していくのです。

思い出したからといって、全部を話す必要はもちろんありません。

ただ、あなたがエピソードを語る時、どんな状況だったのかという4W、つまり「与えられた状況」に集中することが大切なのです。

「与えられた状況」に集中するとなぜ自意識から自由になれるのか

リアルに思い出すということは、五感で感じるということです。

その時の状況（4W）を五感で思い出すのです。

具体的にどんな風景だったかという視覚。

どんな匂いがしていたかという嗅覚《きゅうかく》。

どんな声や音がしていたかという聴覚。

口の中はどんな味がしたか（危機の時は口の中が乾いてカラカラになったり、変な味のツバが出たりします）という味覚。

そして、太陽はどっちにあってどんな風が吹いていたかという皮膚の感覚や、後輩の身体を触った時の感触などの触覚です。


ただ、頭で思い出すのではなく、五感で思い出せば、その記憶は鮮明になり、あな

たは人々の視線から自由になれます。

生き生きと楽に話せるようになるのです。


理由を言います。

人間の思考能力やエネルギーは有限です。無限ではありません。何を当たり前のことを、と思うかもしれません。

あなたが自意識にとらわれ、どんどんと自意識を肥大させてしまうのは、あなたの思考能力やエネルギーに余裕があるからです。

けれど、「与えられた状況」に集中し、その時の様子を五感の感覚を使って懸命に思い出し、リアルに感じている時は、あなたの思考能力やエネルギーに余裕はなくなります。

つまり、自意識に回す余力がなくなるのです。

あなたは「与えられた状況」を思い出し、感じることで精一杯です。とても自意識を意識するエネルギーも余力もないのです。

いつも観客のことばかり気になっていた俳優が、自分の演じる登場人物の「与えら

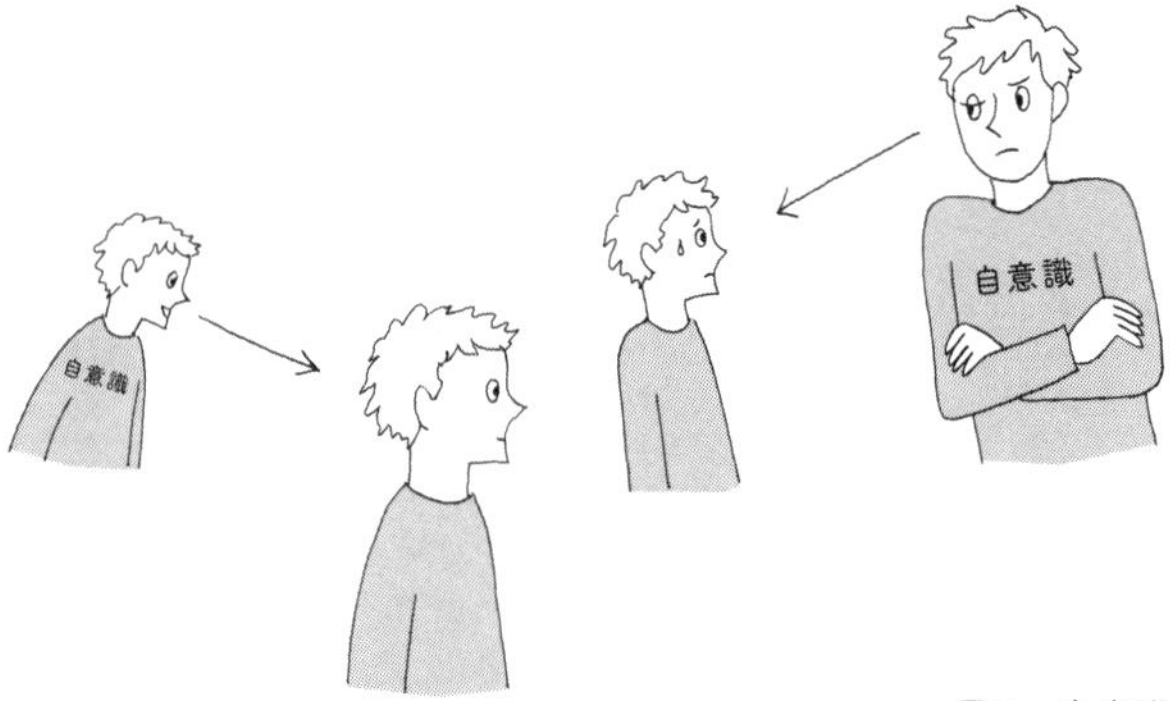

図7　自意識

れた状況」に集中し、感情移入し、登場人物が直面するトラブルに一生懸命向き合った結果、いつのまにか観客のことを忘れてしまうという状態が起こります。

俳優にとって、この**「与えられた状況」に集中することが、観客のことを忘れ、自意識を味方につけ、人に見られていてもリラックスできる根本的な方法**なのです。

繰り返しますが、この時、自意識に使えるエネルギーがなくなった結果、自意識は、敵ではなく味方に自然になっているのです。

正面にいて、いつも批判する存在から、あなたの後ろに回って温かく見守る存在になるのです。（**図7、再掲**）

あなたは、観客や聴衆や面接官や同僚や上

司や自分のことを考えるのではなく、話す話題の４Ｗに集中するのです。

そして、**リアルに思い出して、内容を感じれば感じるほど、あなたの自意識に使えるエネルギーはなくなり、あなたは緊張しなくなるのです。**

「与えられた状況」を五感で感じてみよう

あなたの友達で、旅の思い出話を、とても活《い》き活《い》きと話す人はいませんか？

「こんな楽しいことがあったの」と語る時、話のうまい人、緊張しない人は、もう一度、旅を体験しているのです。

旅の「与えられた状況」をリアルに思い出しているのです。

こういう人は、「うまく話そう」とか「受けるように話そう」とは意識していません。

気持ちは、楽しかった旅の思い出に集中しています。そして、話しながらそれをひとつひとつ再体験しているのです。

そうすれば、**緊張する理由はないのです。**

面接で自分の体験を語る時も同じです。

面接官に気に入られようとか、うまく話そうとか思えば、どんどんと自意識が増大します。

「私はボランティアサークルのメンバーとして、被災地を訪ねました。そこで出会った人達と交流することで、さまざまなことを学びました」

と語る時、「情熱を伝えよう」とか「分かってもらいたい」「好かれたい」ではなく、その時の「与えられた状況」（4W）を五感を使って、具体的に思い出すのです。

最初は、なかなか思い出せず、漠然《ばくぜん》としているかもしれません。

一人になって集中し、4Wと五感を手がかりに、ゆっくりと具体的に思い出すのです。

一度、思い出せれば、面接官の前でもう一度思い出し、感じることは簡単になります。

被災地の臭《にお》い、出会った人達の一人一人の顔。服装。髪形。ハッとしたことを言われた時の声。その時の自分の足の裏の感覚。相手が話している時のその後ろの風景。右の風景、左の風景。つまりは360度の風景。その時の風の方向。4Wですから、まだまだあります。

面接官の前で、それらの「状況」をリアルに思い出しながら語ります。

そうすることで、あなたの自意識は余計なことにとらわれるエネルギーがなくなるのです。

プレゼンなどビジネススピーチの時は、少し事情が複雑ですが（詳しくは後述します）、「与えられた状況」を感じられる場合は、同じように集中します。

新商品をプレゼンする時に、まず、今までの商品の欠点や不満を説明するとします。

「今までの商品に対して、消費者はどんな不満があるのか」

ただデータや資料を語ろうとするのではなく、**あなたが経験したことに集中するのです。**

もし、何人かにモニターしているのなら、その時に出会った人の顔、声、言葉をリアルに思い出します。

どこで出会い、どんな風に相手は不満を語っていたか。

もし、そういう経験がないのなら（今までの商品を否定するのですから、調査やモニター、インタビューがないことは珍しいと思いますが）、その場合は、自分の経験を思い出すのです。

実際に自分が使ってみてどうだったのか。「どんなに不便だったのか」「どんなに不満だったのか」「何が足らないと感じたのか」――。

その時の感覚に集中します。

どう説得しようかとか、どう伝えようかとか考えるのではありません。

そして、新商品の提案に移る時は、新商品を思いつく動機や調査過程、チームでの議論などがあるはずです。それを具体的に思い出すのです。

調査結果からどんな話を聞いたのか、相手はどんなことを言っていたのか。同僚と開発にあたってどんな話をしたのか。何を熱く語ったのか。その時、同僚はどんな顔をしていて、あなたはどんな感覚だったのか。

そして、新商品の説明をする時は、「新商品ができたら、どんなに便利か（素敵か・楽しいか・美味しいか・快適か・安価か）」を**リアルに想像するのです。**

新商品が世に出た時の人々の変化や楽しさ、反応を具体的にイメージしながら話します（もちろん、こうなってほしいという願望をリアルに想像するのです）。

そうすることで、批判的な上司や同僚の視線を過剰に気にしてしまう気持ちが減ります（繰り返しますが、自意識は完全になくすことは不可能ですから、批判的な視線や咳払《せきばら》いを忘れることはできません。ただ、そこに気を回す余裕がなくなり、自分の「与えられた状況」が意識の中心になるのです）。

旅行の思い出を緊張しないで友達に話す時も同じです。

その時の状況をなるべく具体的に思い出して感じれば感じるほど、あなたは「うまく話そう」とか「相手は退屈してないかな」という**自意識から自由になれる**のです。

もう手順はお分かりですね。

「屋台のラーメンがとても美味しかった」ということを話そうと思ったら、まず、**具体的に**どんな風景だったかを思い出します。

そして、誰が横にいたのか。どんな匂いがしたのか。どんな声が聞こえてきたのか。椅子の感覚。

暑かったのか。暑かったとしたら、どこで暑さを感じたか。どこが汗ばんだか。

そして、その暑さをしのぐために何をしたか。服の胸の部分をパタパタと動かして空気を入れたのか。へばりついた服をはがしたのか。

そして、受け取ったラーメンの丼はどれぐらいの重さでどんな感触だったか。

一口目はどんな味だったか。スープは？　麺は？　その他の食材は？

細かく思い出し、感じたとしても全部を言う必要はありません。

でも、**思い出せば思い出すほど、あなたは話す時に、その状況を感じて安心できるのです。**

もし、絵本などの「読み聞かせ」をすることがあったら、物語の「与えられた状況」をよく想像して下さい。

これは俳優がやっている作業と同じです。

4Wを意識します。いつのことか、どこの話か、どんな人か、何が起こっているか。

この「与えられた状況」を、具体的に五感で感じるのです。

ここで言葉の定義の確認を——。

「与えられた状況」とは、そもそも、俳優のセリフに対して「与えられた状況」という意味です。

セリフは、「じゃあ、私はそろそろ家に帰ります」だけど、どんな家に住んでいるのか、どこにあるのか、誰と住んでいるのか、自分の部屋はあるのか、そんなことが分かってないと自意識にじゃまされないで、セリフは言えない、とスタニスラフスキーは分析したのです。

厳密に言えば、結婚式のスピーチや面接で話すことはあなたが「あなたに与えた状況」、つまりは、あなたが「体験した状況」です。

プレゼンで語る未来は、あなたが「想像した状況」です。

台本に書かれている、俳優に「与えられた状況」とは、意味が少し違います。

ただ、自分が今から話す言葉に「与えられた状況」を考えれば、この言い方もそんなに違ってないと思います。

ですから、この本では、スタニスラフスキーが教えてくれた用語をそのまま使うことにします。

「与えられた状況」にうまく集中できない時

俳優は「与えられた状況」を鮮明にするためにいろんなことをやります。

物語の舞台となった土地を旅するのはもちろんですが、自分の役の歴史を徹底的に想像するとか、役に近い人物が出ている映画を見たり小説を読んだりします。

ただ思い出すだけでは、「与えられた状況」は充分じゃないと感じた場合、いろいろな手段で明確にするのです。

結婚式のスピーチの場合、部活時代の感覚をどうしても思い出せない場合、母校に行って、部活の風景をリアルに見れば、あなたの記憶はよみがえりやすくなるでしょう。

許可は必要でしょうが、あの時と同じ体育館、グラウンドに立てば、「与えられた状況」は明確になるはずです。

グラウンド（体育館）で、ゆっくりと音、匂い、風、光を感じて下さい。

また、あの当時の写真をたくさん見る、当時のチームメイトと話す、あの当時使っていたものを押し入れから引き出す、なんて方法もあるでしょう。

こういった努力によって、結婚式で部活時代の新郎（新婦）のエピソードを語るのはうんと楽になるはずです。

面接で、ボランティアの感覚をどうしてもうまく思い出せない時は、もう一度、ボランティアの現場に行ってみるという方法もあります。

その時に会った人にもう一度会い、いろいろと話すうちに、「与えられた状況」がどんどんとリアルになっていくでしょう。

会社のプレゼンで、「この企画が通ったらどうなるか？」ということを語る時、もし、どこかの地域で似た企画の成功例があり、そこに行っていろいろと聞き、体験していれば、うんと話しやすくなるでしょう。

それが海外なら、行くのは無理でも、そこの人の話を聞いたり、映像で成功例を見るだけでも、ただ議論とデータだけで語るより、ずいぶんイメージは明確になって話しやすくなると思います。

読み聞かせでは、「与えられた状況」を具体的にイメージできなければ、資料を探したり、疑似体験したりしましょう。

おおきなかぶがなかなか抜けなくて、次々と人々がやってくる『おおきなかぶ』を読む時は、何かを必死で引っ張った体験をリアルにイメージできれば、より面白く読めるでしょう。

何かをリアルに引っ張った経験は、誰でもあるはずですが（綱引きとかですね）、読む前に、こっそりと何かを引っ張って、自分の身体のどこに力がはいり、どんなふうになるかをはっきりと経験しておくと、よりイメージしやすくなると思います。

戦争で家族を失った『ガラスのうさぎ』を読み聞かせようと思ったら、「疎開《そかい》」「ムスタング」「空襲」「ガラス工場」などを調べて、写真で見るだけでも、ずいぶんイメージは明確になります。

戦争中の設定の映画を見るのも役に立つでしょう。

こういう努力の結果、あなたは楽に物語の「与えられた状況」に集中できるようになります。

焦らないで繰り返す

「毎回、4Wを思い出して、五感で感じるなんて大変すぎる。こんなことしないといけないなら、旅の思い出なんか話さないようにしよう」なんてことを思いましたか？

でも、安心して下さい。

思い出すことは、繰り返せば繰り返すほど、慣れて簡単に容易になってきます。

最初は、アバウトにしか思い出せず、自意識の方が勝ってしまうことが多いです。でも、繰り返し思い出していると、「太陽の位置はどっちだったかな？」「相手の後ろの風景はどうだったかな？」「自分の立っている地面はどうだったかな？」と、具体的なことを思い出しやすくなるのです。

暗算を続けていると速度が上がるとか、推理小説をたくさん読むと犯人が当てやすくなる、なんてことに近いでしょうか。

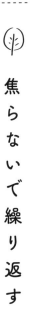

俳優のオーディションでは、セリフが書かれた1枚の紙を渡されて、「すぐに読んでほしい」と言われることがあります。

例えば、仕事帰りの居酒屋の会話だったり、同窓会のクラスメイトとの会話だったりします。

未熟な俳優は、ただセリフを言うことに必死になりますが、ベテランの俳優は、短時間のうちに4Wを想像します。

居酒屋なら、目の前のテーブルに何が並んでいて、目の前にいるはずの相手は自分とどんな関係で、自分はどんな会社に勤めていて、どんな音が周りから聞こえているか。

短時間で想像する訓練を積むうちに、それが可能になるのです。

なので、最初はいちいち「与えられた状況」を思い出すのは大変だなあと思っていても、やがて楽になってきます。焦らないで続けて下さい。

面接でボランティアの体験を語る時は、最初の面接より、次の面接の方がいろいろと思い出せる風景も感覚も増えてくるでしょう。

最初はぼんやりとした記憶でも、2回目、3回目の面接では、集中しやすく、どんどんリアルに思い出せるようになります。

面接が続く時期には、語りたいエピソードの4Wを日常から思い出そうとするのです。

目を閉じれば、いつでもありありとその風景が浮かぶぐらいになると、あなたの自意識は後ろに回って味方になってくれるでしょう。

人前で話すのが、うんと楽になっているはずです。

緊張したきっかけは何？

人前であがってしまう人に、「人前で緊張したつらい思い出はなんですか？」と聞くと、何人もの人が、小学校や中学校、高校時代に教室で教科書を読めと先生から指名され、うまく読めなくて笑われたという経験を語ります。

『スーホの白い馬』とか『ちいちゃんのかげおくり』とかを、人前で「与えられた状況」に集中しないまま読むのは、じつは俳優でも難しいのです。

多くの俳優は、いきなり読めと言われたら、ドキドキして声がうわずり、赤面するでしょう。

今から読む物語の「与えられた状況」を想像し、集中するからこそ、落ち着いて俳優は読めるのです。

実力のあるベテラン俳優は、例えば『スーホの白い馬』を読めと言われたら、瞬間的に物語の「与えられた状況」を想像します。

写真でモンゴルの草原や白い馬を一度も見たことがない人は少ないでしょう。ベテランの俳優は、瞬間にイメージできるものを集めて、「与えられた状況」を作るのです。

「与えられた状況」をイメージする練習を続けていけば、必要な時間は短くなるのです。

心が動くこと

あなたがちゃんと集中して感じるようになると、じつはあなたの心は動きます。そして、あなたの心が動けば、聞いている人の心も動くのです。

そういう経験はあると思います。

友達の旅の話を聞いていて、友達があんまり楽しそうで心が弾《はず》んでいるので、気がつくと聞いているこっちも弾んでいたことが。

ビジネスのプランを相手が語る時、それがあんまりワクワクしているので、思わずこちらの気持ちもワクワクしてきたことが。

感情はうつります。

相手が楽しいと、こちらも楽しくなります。相手がリラックスしていると、こちらもリラックスしてきます。相手が落ち込んでいると、こっちもなんだか落ち込んできます。

それは、人間の共感能力というものでしょう。大昔から、人間は集団を作らないと生きていけない存在なので、他人の感情に敏感になり、それを受け取る能力が発達したのではないかと思います。

僕は演劇の演出家として、俳優が本当にウキウキしたら、千人の観客にも充分に伝わるということを知っています。千人の観客は、俳優の感情を敏感に感じて、思わずウキウキしてくるのです。

まして、一人から数十人の範囲のプレゼンやスピーチなら、あなたの感情は間違いなく伝わります。

あなたがウキウキと話せば、見ている方は間違いなくウキウキするのです。

リラックスして話せば、相手もリラックスして聞いてくれるのです。

ということは、**残念ながら、緊張もうつるということです。**

緊張している人の傍にいると、緊張してきます。何人かが順番にスピーチするという時、緊張している人の傍で待っていると、あなたはますます緊張するようになるのです。

そういう時はなるべく離れて、できれば、リラックスしている人とか陽気な人を見つけて、その傍に行って下さい。その感情なら、うつった方がいいですから。

それができないなら、直前にトイレに行って気分を変えるとか、水を飲むとか、ストレッチするとかして、緊張している人の傍から離れて下さい。

リラックスは目的ではない

間違えてほしくないのは、ウキウキすることやリラックスが目的ではない、ということです。

「リラックスが目的じゃないのなら、この本はどういうことなんだ!?」とあなたは一瞬、混乱したかもしれませんが、「リラックスそのもの」を目的とするから、緊張したりあがってしまうのです。

「リラックス」は結果です。目的ではありません。

目的は、「与えられた状況」に集中することです。

リラックスしたりウキウキするかどうかは、結果です。感情や気持ちは目的ではないのです。

新郎（新婦）の感動的なクラブ活動や、被災地での心震える体験や、ワクワクする新商品のプランや、旅先での美味しいラーメンなどに関する「与えられた状況」を思い出し、集中することで、結果として、あなたの心はウキウキしたり、リラックスしたりするのです。

もし「ウキウキしながら説明しよう」「リラックスしながら話そう」と思ったら、あなたのスピーチは間違いなく失敗します。

面接官がムスッとした状態で待っていたら、まず、あなたにその「ムスッ」とした気持ちがうつります。

その時に、無理に「楽しく話そう」と思うのではなく、あなたが今から語る「与えられた状況」に集中するのです。

ボランティアで何を見たのか。どんな会話だったのか。どんな表情だったのか。そこに集中することで、結果的に「楽しく話す」ことができるのです。

もう一度、言います。

「与えられた状況」に集中し、4Wを五感で感じることでしか、あなたの心は動かないのです。

楽しい「与えられた状況」なら、あなたの心は結果的にウキウキしてきます。もちろん、悲しい「与えられた状況」に集中すれば、あなたの心は悲しくなるのです。

「ウキウキすること」を目的としてしまう、というのは、楽しもうと身構えたデートは失敗する、というようなことでしょうか。

楽しむことが目的ではなく、二人でやること（遊園地なら何に乗ろうかと相談するとか、映画なら作品を味わうとか）に集中した結果、楽しくなるのです。

僕は「接待」というものがあまり好きではありません。たいてい断っているのですが、「相手をもてなそう」と決意した食事会が楽しいはずがないのです。

楽しい食事会は、面白い話にお互いが夢中になって気がついたら終わっていた、なんて会です。

でも、そのためには、お互いに共通の興味としての話題がないと、なかなか楽しくはなりません。

「鴻上さん、ゴルフはやられますか？」

「いえ、しません」

これで、サラリーマンの偉い人との会話はたいてい終わります。

僕が、これはマズイと思って話題を変えます。

「何か最近見た面白い映画とか演劇とかありますか？」

「いえ、仕事が忙しくて、なかなか見られません」

これで終わりです。

そんな時、「もてなそう」ではなく、「こんな楽しいことがありましたよ」とか「これ、興味深くないですか？」とか、自分の感覚に正直な人がいるとホッとします。

楽しい気持ちは伝わります。

楽しくない気持ちとまでは言いませんが、仕事だからと無理して話している気持ちも伝わります。それは、お互いに不幸なことです。

「与えられた状況」が面白くない時

例にあげた結婚式のスピーチでは、新郎（新婦）がケガをした後輩を助けてチームをまとめ、試合に勝ったという感動的なエピソードを選びました。それは、話す人にとって忘れがたい強烈なエピソードです。

だからこそ、人前でも話したいと思ったのですが、それは同時に「与えられた状況」に集中しやすいということを意味します。

思い出しやすいし、感情移入しやすい、ということです。

つまり、大勢の人に見つめられていても、体験がドラマチックだったり強烈だと、「与えられた状況」を意識しながら話しやすいということです。

ビジネスのプレゼンでも、あなたがイメージする新商品が想像するだけでウキウキするものだったり、提案する新企画が画期的だと思えるものなら、あなたは「与えられた状況（未来の状況）」に集中しやすいと思います。

ボランティアで経験した出来事が強烈だと、面接でも集中して言いやすくなります。勘《かん》の鋭《するど》い人は気づいたかもしれません。

そう。じつは、「与えられた状況」に集中しても、あなたの心が動かない時が問題なのです。

ぶっちゃけて言えば**「与えられた状況」がなんにも面白くない時です。**

そんなことがあるのか、とあなたは思いましたか？

もちろんあります。

結婚式では、新郎（新婦）に関する感動的なエピソードが全く浮かばない時です。新郎（新婦）との楽しい思い出もなければ、心温まるいい話も、心に残る会話もない時です。

面接だと、「自分にはこれといって語るべきことがない」と思ってしまう時です。何を語っても、ありきたりでつまらないと感じてしまう場合です。

プレゼンだと「この新商品はじつはダメだ」と思っている時や企画や新商品自体に、あなたがなんの魅力も感じられない時です。

旅の思い出を聞かれても、まったく楽しい記憶がない場合です。語るべき出来事がなにもないと思う時です。

始業前のミーティングで、順番に人前で「3分間スピーチ」をする、なんて会社もあります。

上司の発案で「社員の人柄もよく分かるし、役に立つ情報が聞けることもあるし、有意義な試みだ」なんて自慢したりします。

緊張する人、あがる人にはこれが地獄です。

乗り越えるためには、話すことの「与えられた状況」に集中することなのですが、そもそも、「与えられた状況」がつまらないと感じてしまった時は、大変なのです。

つまり、しゃべるべきネタがそもそもないか、自分でつまらないと思っている時です。

俳優の場合でいえば、自分の役にまったく魅力を感じられない場合です。役に「与えられた状況」を面白いと思えない時です。

波瀾万丈《はらんばんじょう》のドラマもなければ、ときめく大恋愛もない。人生の葛藤《かっとう》もなければ、気の利いた会話も活動的な冒険もない。

そういう時は、俳優は考え方を変えます。ここには一般的な意味ではドラマチックなことはない。だけど、なんのドラマもないのか？　と、じっくりと「与えられた状況」を分析するのです。

何の出来事も起こらない、淡々とした日常に生きる登場人物に面白みはないのか？　目立たないけれど、ささやかなドラマはないのか？

平凡な日常に生きる登場人物にとって、小さくてもちゃんとしたドラマではないのか。

その出来事は、派手なドラマではないけれど、平凡な登場人物にとっては大事件じゃないのか。

そう思って、小さな、しかし大切なドラマを見つけていくのです。

実際、大好きな人と目があうだけでもドキドキします。それは大事件です。恋が実らず、片思いのままでもそれはドラマです。

そうやって「与えられた状況」の魅力を探します。そうすれば、なんとか集中することができるのです。

もし、そんな小さなドラマさえ、何も起こらない場合は、「永遠に続くと思われるうんざりする日常の中で、平凡な人生をちゃんと生きるということが、ドラマそのものじゃないか」「人生とは、そもそも、そういうものじゃないのか」「実際にほとんどの人は、人生において冒険活劇のヒーローでもなければ、大恋愛物語のヒロインでもない。この平凡さと退屈さと残酷さと、そして堅実さが人生の真実なんじゃないだろうか」と考えて、派手なドラマのない状況を楽しむのです。

結婚式のスピーチでいえば、感動的なエピソードはないけれど、「いつも一緒にいて、いつも二人で生きてきた」という何気ない日常を描写するのです。いつも傍にいてくれたことがどんなに安心することだったのか。どんなに嬉しかったか。

旅の思い出の場合は、心踊るエピソードを期待されたら、相手は退屈に感じるかもしれません。

でも、「各駅停車の列車の窓から、1台の消防車がゆっくりと走っているのが見えたんだよ。線路と並行に走る海岸線沿いの一本道でさ、その向こうは海なんだ。真っ青に晴れた空でさ。海と空の青色と消防車の赤のコントラストがすっごく綺麗で。でも、消防士達はのんびりと話しながら運転してるんだ。列車と並走してるから、スローモーションみたいに見えるんだ。そこだけ時間が止まったみたいで。一面の青の中にぽつんと赤。笑う消防士の白い歯が見えて。遠くの波と雲も白なんだ。なんだか、見てるうちに涙ぐんじゃってさ」

これだけで、喜んでくれる人もいるかもしれません。火事が起こらなくても、消防車が交通事故を起こさなくても、列車が急停車しなくても、見方によって楽しさはあるのです。

プレゼンの場合は、100%納得できる新商品でなくても、旧商品が45点だとして、これは67点の商品だと思えば、そこに魅力があるはずです。

そして、45点ではなく67点という22点も上の商品を出せることの素晴らしさに集中するのです。

「とても面白い体験をしたのに、人前ではドキドキしてうまく話せない」場合と、「話すべきことがないのに、人前で話さないといけないからドキドキしてうまく話せない」という場合は、全然違います。

僕は人前で自分の専門分野を話す時はまったくあがりませんが、サッカーについて話してくれと言われたら、間違いなくあがると思います。

それは、サッカーについてまったく知らないからです。

「人前で話すことに自信がない」と「話す内容に自信がない」は違うのです。

そもそも、話す内容に自信がない時は、それだけで緊張してしまうのは、当たり前です。

人前で緊張してしまう人は、この区別を曖昧《あいまい》にすることが多いです。

経験不足の俳優は、1本の芝居全部を不安に感じます。けれど、ベテランになれば、「あのシーンが弱い」とか「あのセリフがいまいち不安」と具体的に分かるようになります。

それは、「与えられた状況」が明確で緊張しなくても演じられるシーンと、「与えられた状況」にいまひとつ集中できず、演じにくいシーンの区別がついているのです。

内容というか、中身にそもそも自信がないのに、自信を持って演技することは不可能です。

人前のスピーチでも同じです。

プレゼンでも結婚式でも面接でも、３分間スピーチでも、**自分が明確に「与えられた状況」をイメージできる部分と、曖昧な部分を区別することが重要です。**

混乱している人は、話す自信のなさと、中身の自信のなさを混同して、「ああ、もう、ずっとドキドキする」と思いがちです。

が、**冷静に自分を観察し、気持ちを感じると、「与えられた状況」にちゃんと集中して緊張が少なくなる部分があるはずです。**

けれど、それを自覚してないと、「とにかく不安！　ただ不安！」と、全体のムードに流されて、より緊張してしまうのです。

すべての部分が同じように自信が０のはずがないのです。45ぐらい自信がある部分もあるはずですし、69ぐらいの部分もあるかもしれません。

もちろん、まったく自信がなくて０に近い部分もあるでしょう。

丁寧にその違いを意識することは、**あなたを緊張から解きほぐす重要な手順なのです。**

そして、「中身が不安」という部分は、前述した「資料を見る・体験してみる」など、いろんな方法で「与えられた状況」をイメージしやすくするのです。

「与えられた状況」を明確にするために、「面白い体験を積極的にする」という方法があります。

昔、有名なお笑い芸人さんが若手達に「お前達の話は面白くない。それは、お前達の体験が面白くないからだ。面白い体験をして来なさい。そして、それを話すんです。そしたら、その話は面白くなるから」とアドバイスしていました。

話が観客に受けなくてあがっている後輩に対する見事なアドバイスだと思います。緊張するなでも、あがるなでもなく、話を面白くしろ、そのためには、面白いことを経験してこい。そしたら、それを話すだけで受ける。受けたら、安心する。緊張しなくなる。という考え方です。

「3分間スピーチ」を話そうと思って、ネットで仕入れてきたエピソードを話しても、なかなか「与えられた状況」には集中できないでしょう。

「今年の花粉症情報は〜」なんて語るより、実際に車で山に行き、杉林に入り、杉の木を蹴っ飛ばし、ぶわっと舞い散る杉花粉のシャワーを浴び、涙と鼻水にぬたくり、死ぬかと思いながら山道を叫びながら走ったら、それは忘れられない「与えられた状況」になります。

その時、**間違いなくあなたの五感はフル稼働し、心は動きまくっているはずです。**

そのことを人前で語る時、あなたの五感は稼働しやすく、心も動きやすいのです。

ラジオのＤＪで「今日、２月28日はビスケットの日なんです。知ってました？　ビスケットは、１８５５年２月28日、保存のきく食糧の作り方を学ぼうと長崎に留学中だった水戸藩士の柴田方庵が、オランダ人から聞いた～」なんてことを延々言う人がいます。

素人ＤＪなら、間違いなく、ものすごく緊張するでしょう。

それより「２月28日はビスケットの日なんですって。知ってました？　だから、ビスケット、作ってみました。じつは生まれて初めてです。ここに持ってきました！　もう大変でした！　なにが大変って～」

と、自分が楽しかった話をする方が緊張しないし、聞いている方も楽しいのです。

本当に楽しいことを経験すると、人は他人に話したくなります。

自分一人で抱え込むのがもったいないと感じるのかもしれません。楽しい思い出は、心が動き、外へ外へと出たがるのです。

もちろん、口下手《くちべた》な人は、そう心が動いても、ぐっと我慢します。

でも、「緊張して失敗したらどうしよう。笑われたら嫌だ」という気持ちだけではなくて、少しでも「とっても楽しかった。誰かに話したい、聞いてもらいたい」という気持ちが心の中に浮かべば、思い切って話し出すチャンスです。

その場合は、「与えられた状況」が、とても集中しやすいものなのです。面白いか、感動的か、とにかく、あなたがその中に身を置きやすい「与えられた状況」なのです。

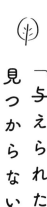

「与えられた状況」が見つからない時

それでも、どうしても「与えられた状況」が見つからない時もあります。

俳優の例で言うと、「説明セリフ」というものです。

ただ、何かを延々と説明しているセリフです。

ビスケットの例だと、

「1855年2月28日、保存のきく食糧の作り方を学ぼうと長崎に留学中だった水戸藩士の柴田方庵が、オランダ人から聞いたビスケットの製法が書かれた本を藩に送った」なんてセリフです。

このセリフに「与えられた状況」を見つけるのは、じつに難しいです。

ビジネストークで、「与えられた状況」のアプローチを書きましたが、じつは、新商品のデータを延々話すとか、去年の数値を語り続けるとか、「与えられた状況」が見つからない場合も多くあります。

日常の例で言うと、グループリーダーとか責任者にされてしまい、伝達事項を延々と話さなければいけなくなった場合です。

「明日の集合は7時半、東口駅前集合です。参加できない人は、今日の夜9時までにメールで片山さんまで連絡して下さい。なお、来週の研修に関してのアンケートは月曜昼12時が締め切りです」

この言葉に「与えられた状況」を見つけるのは難しいです。

簡単な「自己紹介」というのも、じつは「与えられた状況」を見つけるのは難しいです。

「週末にあった面白い体験」は「与えられた状況」がちゃんとあって、集中すれば感情が動きますから語りやすいですが、「自分はどこに生まれて、何歳で、どういう人間で、なぜここにいるのか」という説明は、感情ではなく情報が主体になりますから、とても緊張しやすいのです。

人前での自己紹介が苦手な人が多いのは、こういう理由です。

どんなにがんばっても、ウキウキワクワクする内容ではないからです。

こういう場合は、別のアプローチが必要になります。

小・中・高校の時、教科書を読めと指名されて、ひどくあがってしまった人の話を書きました。『スーホの白い馬』を読む時には、「与えられた状況」に集中し、イメージすることが大切です。

けれど、例えば小学校時代、「与えられた状況」をまったく意識しないまま、堂々と教科書を読んでいた生徒もいました。

それは、**「人前」という「今ある状況」を味方にしているからです。**

LESSON

3

「今ある状況」に集中する

精神をリラックスさせる

「人前」について

あなたが「私は、人前であがる」と言う時、「人前」とは、何人のことですか？

１人？　２人？　５人？　50人？　１００人？　３００人？　３０００人？

あがり症の人は、「人前」という言葉を漠然《ばくぜん》とイメージすることが多いです。

僕は今までで一番、聴衆の多かった講演会は、２５００人でした。

人前ではあがらないと思っていた僕も、さすがにこの時は、最初の数分間、緊張しました。

壇上に立ち、ゆっくりと２５００人を見回し、その感覚を身体に入れるまでかなり苦労しました。

１時間、「孤独と不安のレッスン」について話しましたが、千人を超えると、話す内容の微妙なニュアンスは伝わらないんだと感じ、二度とやりたくないと思いました。

あなたは、何人の「人前」で緊張が始まりますか？

3人までは平気だけど、5人になるともう緊張しますか？　10人になるとあがってしまいますか？

20人が出席する会議だと、身体が強張りますか？

何人の「人前」で緊張した記憶がありますか？　「人前」なのに緊張しなかった人数はありますか？

よく分からなければ、これから「人前」に出る機会があったら、チェックして下さい。

自分が緊張する人数を正確に知ることは、とても大切なことです。

「あがり症」という敵と戦うためには、敵の正体を正確に把握することが必要不可欠なのです。

曖昧《あいまい》に理解していれば、恐怖は延々と続くのです。

次に、どういう「人間」の前で緊張しますか？

あなたに批判的な人の前？　知らない人の前？　友達の前？　上司の前？

たった1人の親友の前でも、旅行の話をしようとしたら緊張しますか？

それとも、親しい友達だったら3人の「人前」でも緊張しませんか？

仕事の話をする時、目の前にどんな人がいたら緊張しますか？　逆にどんな人なら緊張しませんか？

会社に入ったばかりの新人の前は？　同僚は？　そして、上司はどうですか？

あなたがもっとも緊張する人前はどういう「人間」ですか？

あなたがもっとも緊張しない人前はどういう「人間」ですか？

「人前」の正体を分析する時に、「人数」と「人間」を明確にするアプローチが大切だと思っているのですが、もうひとつ、「場所」もあります。

あなたはどんな「場所」で人前に出ると緊張しますか？

友達の家で旅行の話をするのと、あなたの家に友達を呼んで旅行の話をするのとは、緊張具合は同じですか？

自分の会社の会議室でプレゼンするのと、取引先の会社の会議室でプレゼンするのは同じですか？

いつもの喫茶店で説明するのと、初めて行く喫茶店で説明するのは違いますか？

居酒屋で自己紹介するのと、会議室で自己紹介するのと、屋外の公園で自己紹介するのと、それぞれ、やりにくさは同じですか？

人前で緊張するという時、「場所」によって、緊張の度合いが違うと感じませんか？

一般的には、あなたが慣れ親しんだ場所の方が緊張は少ないです。知らない場所だと、場所そのものの緊張が人前の緊張に加わり、あなたは余計に緊張します。

「知らない場所で、大人数の、知らない人達の前で話す」なんていうのは、もっとも緊張するケースのひとつです。

「いつもの場所で、少人数の、親しい人達の前で話す」という場合と比べると分かりやすいでしょう。

前者は、「今ある状況」が敵になっている場合です。後者は、「今ある状況」が味方になっています。

それでは、「今ある状況」を味方にする方法を考えましょう。

まず、**「人数」**。

これは、なかなか、あなたが選べないことが多いと思います。会議の人数は決まっているし、面接官の人数もあなたには決められません。結婚式の参列者も自己紹介する時の人数も選べません。

楽しい旅の話をする時ぐらいは、相手の人数を選べるかもしれません。あなたが誘う友達の数を決められるのなら、なんとかなるでしょう。

読み聞かせや講演の依頼が来て、「20人以下にして下さい」と条件を出せることがあるかもしれません。

総じて、あなたが決定できない場合の方が多いでしょう。

「人間」もそうでしょう。

「私のことを好きな人だけ集まって下さい」とか「私に批判的な人は会議に来ないで下さい」とは言えません。「私が知らない人は来ないで下さい」とも言えませんね。

「場所」も、あなたが一番偉い人とか、幹事とかでない限り、選べないことが多いでしょう。

友達と会ったり、ミーティングの時に、あなたの馴染《なじ》みの喫茶店やカフェを指定できたらラッキーでしょう。

やはり、「人間」も「場所」も、あなたが安心できるものには変えられません。

「今ある状況」を味方につける
～場所と親しくなる

それでは、変えられるものだけを変えましょう。

僕は、講演会に慣れてない二十代の頃は、講演会の前に会場を見せてもらい、しばらくそこにたたずみ、場所と仲良くなるようにしました。

いきなり、その場所に放り込まれて、「さあ、話せ」というのは、かなりのストレスです。

でも、しばらくそこにたたずみ、その空間を身体で呼吸するだけで、ずいぶん気持ちは落ち着きます。

「場所」は変えられなくても、場所と自分の「関係」を変えるのです。

大きな講演会だと、たいてい、ステージの少し奥まった所に演台（スピーチテーブル）が置いてあります。

その上にマイクが置いてありますから、話すためには、さらにもうひとつ演台の後ろ側に回り込まないといけません。

結果的に、さらに聴衆から離れるわけです。

聴衆との距離ができればできるほど、それはオフィシャルになるし儀式的というかちゃんとした関係になります。

こういう堅苦しい関係は、さらに話し手の緊張を高めます。

僕は、必ず、演台の上のマイクを抜いて（ワイヤレスであることが多いのです）、そのまま、演台の前に立ちます。

これで、聴衆との距離は縮まります。

聴衆から離れている方が話しやすいと、緊張する人は思うかもしれませんが、逆です。

離れれば離れるほど、聴衆は、「お話を拝聴します」という形式的というか真面目な態度になります。

学生時代を思い出すと分かりやすいかもしれません。

教壇の後ろに立ち、そこから動かず、授業をしていた先生がいました。

教壇の前に立ち、教室の端の方まで歩き、ときどき、教壇にもたれかかり、場合によってはお尻を乗っけて授業をする先生がいました。

どっちが、気楽に聞けましたか？

もちろん、教壇の前に回ってきてくれた先生ですよね。

聴衆が気楽に聞ければ、話す方も気楽になります。

聴衆が固くなれば、話す方も自然に固くなります。

感情はうつる、というのはこういうことです。

あなたにとってよそよそしい「場所」を、とにかく、いろんな方法で味方にするのです。

たまに、フラットなスペースに聴衆の椅子を並べて、僕がしゃべる椅子も同じ高さのままの会場もあります（通常は、低いステージがあって、その上に僕の椅子を置いているのです）。

この場合、僕が座ってしまうと、まず、僕の姿は、前列以外ほとんどの人には見えません。

演劇をやっている僕には信じられませんが、こういうセッティングを平気でする人達がいます。

このまま座って話すと、聞いている人達の8割ぐらいは僕の姿が見えなくなります。

わざわざ講演会に来たのに、それではまるでラジオを聞いているようなものです。

話している人の姿を見られないまま、1時間か1時間半、じっと話を聞かなければいけないというのはかなりのストレスです。

聴衆の集中は切れてざわざわとし始め、話していてとても焦ることになります。

話す内容に自信があっても、聴衆がざわつけば、話すことに自信を失ってしまいます。

こういう時の講演会はしどろもどろになってしまうのです。

ですが、姿が見えていて、表情が分かれば、1時間半の講演会でも問題なく聞けます。

こういう時、僕は絶対に座らないで立ったまま話し続けます。

もし一段高いステージに椅子が置いてあれば、もちろん座ったまま話せます。

ただし、座ったまま話した方がリラックスできる人と立った方が話しやすい人がいます。

僕は、じつはこういう場合でも、立った方が話しやすいです。座ると、なんだか、悪い意味で落ち着いてしまって話すエネルギーを失う感じがするのです。

立ったまま、聴衆に話しかけようと、右や左に軽く歩く方が、僕には自然だし、緊張しないのです。

一般的には、座ったままの方が話しやすい人が多いかもしれません。あなたはどちらでしょう？

僕は演出家として各地のワークショップに招かれることがあります。

会場に行くと、整然と椅子が並べられて、参加者がきちんと座って待っています。

各地の自治体が主催することが多いので、仕切りがきちんとしているのです。

パイプ椅子であることがほとんどですから、僕はいきなり、「丸く座りますか」と言って、全員で椅子を持ったまま移動して、円形に座ります。

20〜30人ぐらいなら、そんなに大きな部屋でなくても簡単に円形に座ることができます。

参加者が若者だけだったら、椅子にも座らず、いきなり床に車座になります。全員が僕を見つめていた1対多の形から、全員がひとつの輪になって、そのひとつに僕がいる形になります。僕は参加者と同じレベルになるのです。

これだけで、参加者の緊張はほぐれ、話す方も同時にずいぶん楽になるのです。

日本人は真面目なので、ちゃんとした会場を用意しようと思い込みます。お役所とかちゃんとした企業になればなるほど、その傾向があります。

結果、間接照明のムーディーな場所だったり、重厚な椅子が並べられた会場が準備されたりします。

そういう時、僕はカーテンが開けられるのなら、ムーディーな照明をすっ飛ばして外光を入れてもらいます。

部屋でうつうつとしている時、カーテンを開けて、さーっと朝日が入ってきたという経験はありませんか？

その時、心がいきなりパーッと明るくなりませんでしたか？

これだけで人の心は解放されます。聞いている方もしゃべる方も楽になるのです。

面接の場合は、面接会場に先に入ってチェックするのは不可能ですが、面接が行われるビルや指定された控室に早めに着くことは可能です。そうやって、少しでも、未知な空間になれる心の準備をするのです。

馴染みの喫茶店で話すなら、いつもの席に必ず座りましょう。先にそこに行って、相手が来るのを待つのです。

緊張しそうになったら、いつも飲んでいるものを飲みましょう。

それだけでも、あなたはずいぶん、落ち着くはずです。

プレゼンやスピーチのために会場や会議室に事前に入ったら、まず、深呼吸をします。

「身体をリラックスさせる」の所で紹介した、身体の重心を下げる動きも効果的です。

そして、自分の話す場所に立ちます。

そのまま、空間全体を身体に入れるイメージで、また深呼吸します。

誰よりも早く会場や会議室に入って、誰もいないか、係の人しかいない時にこれをやるのが最も効果的です。

もうすぐ上司や同僚が入ってくるからと、焦ってやっては効果はありません。

ベテランの俳優は、観客席が100人の劇場と800人の劇場では、**身体の開き方が違います。**

大きな劇場では、身体は開き気味になります。小さな劇場では身体は閉じ気味になります。

そんなバカなと思うでしょうか？

運転の上手い人の身体は、大きな道から路地に入った時、運転しながらふっと縮まります。

そして、また大通りに出た時に身体はふっと広がります。

身体が空間と対話しているのです。

運転に慣れてない人は、硬直したままずっと同じ身体です。狭い道も大通りも、身体は空間に反応しません。

俳優も、素人だと、同じことが起こります。どんな劇場に行っても身体が変わらな

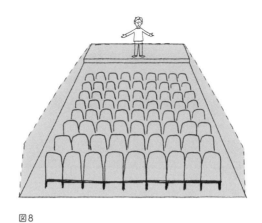

図8

いのです。

スピーチも、慣れている人は、会場の大きさで身体が変わります。10人入れば一杯の会議室と300人入る大会議室では話す時の身体が変わってくるのです。

でも、あがり症の人は、なかなか、空間に合わせて身体は変えられません。

ですから、先に身体をゆっくりと空間・場所と対話させるのです。

事前に、あなたが話す場所に立って、何回か深呼吸したら、一番最前列の左右両端の席と、一番後ろの左右両端の席を身体に入れようとイメージします。（図8）

「身体に入れる」というのは、そんなに難しく考えなくていいです。

あなたが旅行に行って、とっても素敵な自然を見たら、思わず深呼吸して胸を広げませんか？

広い草原に出た時とか、ホテルの窓を開けたら目の前に湖が広がっていたとか、山道の途中でいきなり視界が開けて遠くの山並みが見えたとか、そんな時です。

その時、その広さを身体に入れようとイメージするはずです。

会議室や会場でも、それをやるのです。

そして、この空間に向かって話すんだとイメージするのです。

あなたの身体が広がれば、参加者全員がいる空間を感じることができるようになります。

その身体のままスピーチを始めれば、参加者は、あなたがちゃんと自分のことを意識していると感じるのです。

あなたの身体が強張っていれば、参加者は疎外感を感じます。自分を見ていないと感じるのです。**こうやって、空間・場所を味方にすれば、結果的に参加者も味方になるのです。**

２５００人の聴衆の前で話す時は、残念ながら会場に事前には入れませんでした。

すでに別の行事が行われていたのです。

ですから、壇上に出た後、ゆっくりと身体の力を抜いて、身体を広げて、全体の空間を感じて、身体に入れました。

時間にして、30秒ぐらいでしょうか。それぐらいの時間は、聴衆は、なんだろう、なにしているんだろうと待ってくれることが多いです。

「今ある状況」を味方につける
～人と親しくなる

以上は「場所」との関係を変えるための方法ですが、さらに「人間」との「関係」も変えるとずいぶん楽になります。

集まってくる「人間」そのものは選べなくても、「関係」を変えるのです。

僕は、講演会に慣れてない初期の頃は、講演会の開始前に会場に入るだけではなく、そのまま、いて、講演を聞きにくる人になにげなく話しかけたりしました。

話しかけられた方は驚きながらも、いろいろと話してくれます。

どんな人が来ているのかとか、どんなことを聞きたいのかとか、そういう情報収集にもいいのですが、一番の目的は、「知っている人がいる」という事実を作るためにです。

全員がまったく知らない人ではなく、講演会の直前とはいえ、知り合った人がいる。

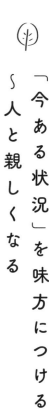

それだけでも、ずいぶん、話し始める時の気持ちは違います。

また、話しかけられた人はもちろんですが、何人かに話しかけるのを他の人は見てますから、他の人の雰囲気もずいぶんゆるみます。

結果的に、会場全体の「人間」はかなり変わります。

講演会の前に、いろいろと話しかけることで小さな笑い声が起こったりしたら、最高です。そのまま、あったかい雰囲気で始められるでしょう。

狭い会場だと、僕は用意されたマイクを使わないことも多いです。

僕は演劇をやっているので大きな声が出せますが、そもそも参加者が20～30人なんて部屋だとマイクは必要ないのです。

マイクを通して話を聞くより、直接、肉声《にくせい》の方がはるかに聴衆は親近感を持ちます。リラックスするのです。

撮影の時に「馬は拡声器じゃ動かない。肉声で叫ばないと」と言ったのは、黒澤明監督です。関係なさそうで、全く無関係ではない話です。

何度も繰り返しますが、**聴衆がリラックスすれば、話す方もリラックスしやすくな**

るのです。

会議でプレゼンする時に、一番最初に会議室に入り、やってくる人一人一人に声をかけた場合と、一番最後に入ってきて、いきなりプレゼンを始めるのでは、ずいぶん緊張感が違います。

やってみればすぐに分かりますが、最初に会議室にいることで、まず、「場所」と親しくなります。何をしたらいいかは、前述しました。

そして、入ってくる一人一人に話しかけることで「人間」との関係が近くなるのです。

「よろしくお願いします」とか「おはようございます」とか、そんな言葉でもいいのです。とにかく、話し始める前に、一度、会話をしておくことが重要なのです。

話し始めたら、**とにかく、「今ある状況」の中で、味方になってくれている人や物にフォーカスを当てます。**

微笑みながら聞いてくれている人やうなづいてくれている人、感心した顔をしている人を見ながら話すのです。

間違っても、つまんなそうな顔をしている人、寝ている人、下を向いている人を見てはいけません。

この前、企業向けの講演会の最前列で、腕組みし、下をじっと向いたままの中年男性がいました。

僕は話しながら気になってしかたがありませんでした。

なんとか顔を上げてもらおうと思って、「ちょっと身体を動かしましょうか」なんていろいろやったのですが、ダメでした。

こういう時、僕はあがらなくても、楽しくはなりません。なんというか一種の敗北感で講演会は終わります。

そんな人を無視して、うんうんと聞いてくれている人にフォーカスを当てればいいのですが（実際、9割はそうしたのですが）、やはり、残りの1割は気になってしかたないのです。

講演会が終わり、ふと、Twitterに講演会の感想は出てないかなと鴻上尚史でエゴサーチしたら、「鴻上さんの講演会、終了。目をつぶってずっと聞いていたら、あの当時のラジオと同じ声だった。みんなは動いていたが、俺はじっと聞いていた。幸せだった」というツイートを発見して、ぎゃふんっとなりました。

緊張しそうになったら、好意的なポジティブな人間だけを見ながら話しましょう。

あなたが池井戸潤《いけいどじゅん》さんの小説に出てくる、企業乗っ取りの野望に満ちて単身乗り込んでいく悪人じゃないかぎり、最低でも一人はあなたに好意的な人がいるはずです。まったく知らない人に話す時も、一人は好奇心を持って聞いてくれる人がいるはずです。そういう人を見ながら話しましょう。

そういう人がニコニコしてくれると、あなたもニコニコしてきます。

「聴衆は、カボチャだと思えばいい」なんて言い方がありますが、そんなことを思ってしまったら、あなたの心は冷えきります。

だって、カボチャに向かって話しては、何も面白くないでしょう。だんだんと、自分は何のために話してるんだ、と思えてくるでしょう。

僕が今まで経験した講演で、一番、怖かったのは、ある大学での講演でした。

学生達にコミュニケイションについて話してほしいと言われて教室に入れば、１００人弱の生徒がみんな、個人用のパソコンを立ち上げて待っていました。

彼ら・彼女らは、僕の話を聞きながら、パソコンの画面をちらちらと見つめ、キーボードを触っていました。

僕の顔を見ないで、ただじっと画面を見ているだけの生徒もたくさんいました。

一応、建前《たてまえ》としては、「僕の話の中に分からない単語や知りたい何かが出てきたらすぐに調べるため」彼ら・彼女らはパソコンを立ち上げているんだと説明されました。

そんなわけないだろうと思いました。絶対に、僕の話に退屈したら、画面で暇つぶしするだろうと予感しました。

僕だって、友達と電話で話しながら（ライン通話しながら）同時にパソコンの画面を見て、いろいろと遊びますから。

何を話しても、反応は遠い彼方《かなた》でした。カボチャ畑というより深い井戸に向かって話しているようでした。

僕は本当に恐怖を感じました。

じつはその前年、同じ大学で講演していました。その時は、まだパソコンを立ち上げることは許可されていませんでした。

１００人弱の学生達は、熱心に僕の話を聞いてくれて、場はかなり盛り上がりました。

その後、僕が作・演出している芝居に学生が10人以上見に来てくれました。「話を聞いて、鴻上さんの仕事に興味を持ったんです」とみんな言ってくれました。

翌年、パソコンを立ち上げながら聞いた学生は、ただの一人も僕の芝居には来ませんでした。画面で暇つぶししながら、話半分に聞いた講演会の相手に興味を持つ人はいないだろうなと思いました。

講演会の時間、退屈は紛《まぎ》れただろうけど、結局、薄い時間を過ごしたんじゃないかなあ、それは結局不毛なことなんじゃないかなあと僕は思いましたが、ま、それは別の話。

話はかなり戻って、小学校時代、「与えられた状況」を意識しなくても、堂々と『スーホの白い馬』を朗読できた生徒は、**教室（クラス）という「今ある状況」を味方にしていたんだと分かります。**

その生徒は、クラスの「人間」を知り、「自分の朗読水準」を超える者はいない、このクラスで自分の朗読はかなりの水準だ、と確信できたことで、自信が生まれ、落ち着いて朗読ができたのです。

今、タイムマシンで戻ってもう一度、その朗読を聞く機会があれば、その朗読は、『スーホの白い馬』の世界を描く朗読ではなく、「どうだ。私はうまいだろう」という自慢の感情が溢れる朗読だったかもしれません。

まれに、読み聞かせで、作品世界（「与えられた状況」）を伝えようとするのではなく、「私の語りはうまい」という自己満足を伝える人がいます。子供は大変な迷惑です。

もちろん、「この教室で私は一番、朗読がうまい」という自信によって、落ち着いて『スーホの白い馬』の世界を表せていたかもしれません。

読み聞かせも、「私は読み聞かせが得意」という自信で、「与えられた状況」に楽に集中して読んでいる人もいるでしょう。

待っている間に何をする？

自分のスピーチを待っている間、放っておくと、どんどん、自意識が膨らみます。

その時は、**「人数」と「場所」「人間」という「今ある状況」に集中することが大切です。**

いきなり、入会したサークルや新しい職場で自己紹介しないといけなくなったとします。

あなたは慌てます。急いで、自分の順番が来るまで何を話そうか考えます。

でもなかなか、アイデアがまとまりません。

気持ちだけは焦ります。

「笑われたらどうしょう」「失敗するかもしんない」「笑われたら生きていけない」

「やっぱり入るんじゃなかった」と、自意識でぐるぐるしてきます。

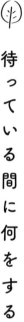

もう待っている間に心臓はバクバクするし、ノドはカラカラになるし、どんどんパニックになります。

そういう時は、**まず「今ある状況」の「人数」に集中します。**

「何人、サークル（職場）にいるんだろう？」と数えるのです。

もし途中で「ええ、こんなに多いの!?」と思ったら数えるのをやめて下さい。でも、「すっごく多いと思ったけど、12人なんだ」と冷静になれるのなら、数える意味があります。

「20人は多い」とドキドキするか、「なんだ、20人しかいないのか。割と少ないな」と思うかは、人によるでしょう。

数を正確に把握することで気持ちが少しでも落ち着くのなら、数える意味はあります。

そして、次に「場所」に集中します。

もし、そこがサークルの部室（会社の会議室）だとしたら、壁の汚れ、棚にあるもの、床の模様、天井の染《し》み、などなどに集中するのです。

分かりますか？　結婚式のスピーチなど**「与えられた状況」に集中したのは、結果**

的に「自意識」にエネルギーを集めないためでした。「場所」という「今ある状況」に集中するのも同じです。

パニックになって自己紹介の内容を考えられないのなら（または、なんとなく何をしゃべるかは見えてきたけれど、うまくまとまらないなら）、そのまま自己紹介の順番を待っていると、ますますパニックになるだけです。

そういう時は、自意識に集中するのではなく、「今ある状況」にフォーカスをあてるのです。

こういう時、一番集中したらいいのは、「人間」です。自分の前の人がどんな人なのか、どんな表情なのか、何を言うのか、聞いている人はどんな様子かをしっかりと集中して観察するのです。

自意識に回すエネルギーを、「人間」への集中で使うのです。

他の人が何を言うかに集中すれば、自分が言うべきことも浮かびます。「あ、こういうことを言えばいいのか」と気付きます。

「人間」を観察すれば、ニコニコしている先輩、しかめっつらしている先輩、無表情のまま聞いている先輩、うなづいている同期の仲間、真っ青になっている同期の仲間、落ち着いている同期の仲間、なんてのが見えてきます。

そういう「人間」に集中すればするほど、あなたの自意識はエネルギーを失います。

「今ある状況」に集中すれば、自意識も味方になるのです。

そして、自分の番が来たら、ニコニコしている先輩やうなづいている同期の仲間を見ながら、話し始めるのです。

その時点で、サークルの部室（会社の会議室）もそこにいる人達も、よそよそしいものではなく、あなたに近い存在になっているはずです。

もし、「人数」も「場所」も「人間」も集中して観察しなかったら、依然として緊張する状況のままだったでしょう。

こうやって、「与えられた状況」に集中できない言葉を語る時は、「今ある状況」に集中して味方にし、緊張を取るのです。

じつは待っている間に「今ある状況」を味方にするというのは、「与えられた状況」がちゃんとあるスピーチやプレゼンをする時にも有効な方法なのです。

結婚式でスピーチを頼まれたあなたは、自分の番が来るまで、ドキドキしながら待ちます。この時点で心臓はバクバクだし、「失敗したらどうしよう」という心配で心の中はアタフタしてるし、グルグルしています。
実際にスピーチのタイミングが来た時には、疲れ切っているか舞い上がっていることが多いでしょう。

こういう時、待っている「今ある状況」に集中するのです。

まず、「何人出席しているんだろうか?」と人数を調べます。数えていくうちに、30人とか50人とかを超えて緊張するようならやめます。
でも、「100人ぐらい来てるのかと思ったら、50人か。割と少ないな」と思えるのなら、数えて下さい。
人によって、「100人は多い」とドキドキしてくるか、「なんだ100人しかいないのか。300人ぐらいかと思った」と落ち着くか違いがあるでしょう。

次に「場所」に集中します。

窓の装飾、テーブル、花の飾り、カーテンなどなど。
結婚式会場は、会議室と違って観察しがいのある場所です。そこに集中力やエネルギーを使いましょう。「うまく話せるかな」という自意識に投入してはいけません。

最後に、「人間」です。

まずは新郎・新婦の観察ですね。二人の服装や表情を観察します。それから参列者。どんな人が出席しているのか、「あら、あの人、イケメン」とか「あら、美人さんだわ」とか見つけられると素敵です。だんだんと参列者に集中すると、待っている時のドキドキが少なくなります。

結婚式は、参列者がみんなおめかししていますから、興味深く観察できます。あのドレスは素敵だとか、あの人シブイとか、スピーチのことを忘れてうんと楽しみましょう。

だって、あなたはさんざん、スピーチの練習をしてきたはずです。

突然、自己紹介しなさいと言われたわけではありません。突然の自己紹介は、「今ある状況」に集中する前に、ある程度何を話すか考えないといけませんが、結婚式のスピーチとかプレゼンなんてのは、さんざん考え、用意してきていることです。

発表直前に考えなければいけないことは、**「どうしたら自分がベストコンディションで話せるか」だけです。**

だからこそ、「今ある状況」に集中して、自意識をおとなしくさせるのです。

プレゼンの発表の日、最初に会議室に入って、後から来る人に挨拶《あいさつ》するというのは、「人間」という「今ある状況」を味方にする方法ではありますが、同時に、発表までの時間を「今ある状況」に集中し、余計な混乱や心労を避けるためでもあります。

発表のためにステージに上げられて、自分の番まで待つ、なんていう「緊張しない方がおかしい」状態に放り込まれた時も、**「今ある状況」**に集中して、乗り越えて下さい。

どれぐらいの人が話し、聞いているのかという**「人数」**。ここはどういう所なんだという**「場所」**。

そして、なにより**「人間」**です。

どんな人が話しているのか、どんな人が聞いているのか、何を話しているのか、聴衆はどんな反応を見せているのか。

「今ある状況」にはっきりと集中すれば、あなたは自分の発表の時まで、緊張しすぎないで待てるはずです。

観察するとスピーチはうまくなる

じつは、「あがり症」の人は、他人への関心が薄い人が多いです。

ちょっときつい言い方ですが、「他人が何を話しているか」より「自分がどう思われるか」に集中してしまうのです。

他人のことは、「自分を笑う」「私をバカにする」という意味では気にしますが、他人がどんな人で何を話すか、ということを気にすることは少ないです。

僕がやっているオープンワークショップでは、まず自己紹介から始めます。30人の参加者が輪になって座り、僕もその輪に参加して、順番に短く自己紹介します。

僕から始めるのですが、あがり症だったり緊張しやすい人は、自分の番が来るまで、人の話を聞いていません。

ただ、心の中で「まいったなあ」「うまくやろう」「何を話そう」「笑われたらどうしよう」「恥をかきたくない」と自問自答しています。

誰が何を話していても、聞かないだけではなく、相手の顔をちゃんと見ることも少ないです。そして、自分の番が来て、なんとか話し終えると、燃え尽きます。

「終わった……」「恥かいたかなあ」「死ぬかと思った」「ダメだ。失敗した。死にたい」「参加するんじゃなかった」と、やはり自分自身にこだわります。

これはとてももったいないことです。

リラックスするきっかけを自分で手放しているのはもちろんですが、表現力を磨くチャンスも捨てているのです。


じつは、**演技派と言われる俳優は、たいてい「モノマネ」が得意です。**それを仕事として発表するかどうかは別ですが、上手い俳優は、人の特徴を捉え、真似することに長《た》けています。

観察力があるのです。相手をちゃんと見て、徹底的に観察しているのです。

演技力が上達する一番確実な方法は、観察することです。

だって、自分の中から何もしないで面白い表現や感動的な言い方が出てくるはずがないのです。

音楽を1曲も聞いたことがない作曲家が、感動的な曲を創れるはずがないのです。小説を1冊も読んだことがない作家が、名作を書けるわけがないのです。

どんな天才でも、そんな人はいません。

みんな、観察し、盗み、模倣するベースがあって、自分なりのものを作り上げるのです。

話し方も喋る技術も表現のセンスも同じです。

スピーチがうまくなる一番確実な方法も、観察することなのです。

「ああ、あの人はあんな言い方をするんだ」「なるほど、あんな話し方があるのか」「おっ、あのしゃべり方は魅力的だぞ」「なるほど。あんなごまかし方があるのか」と、観察して気付くからこそ「よし、今度、あのやり方をしてみよう」となるのです。

なのに、あがり症の人は、そのチャンスを自分のことにこだわって失ってしまうのです。

面白い言い方とか素敵な表現をして、周りが喜んだり、反応したりすると、嬉しいものです。

昨日聞いた面白い言い方を、そのまま真似して、周りが笑ってくれると、それだけで、あなたはひとつ「勝ち味《あじ》」を覚えます。「成功体験」と言ってもいいです。

この本の最後でまとめますが、**人前であがらず、うまく話せるようになるには、この「勝ち味」を少しずつ積み上げていくことが大切です。**

そうすれば、不安しかなかったあなたの心に、少しずつ、自信が芽生え始めるのです。

あなたは、すでに、人前で話す「負け味」を味わっているはずです。味わいたくないのに、強制的に味わわされたことが多いでしょう。

だからこそ、余計、人前で話すことが嫌いになるし、緊張するようになるのです。

ここはひとつ、**他の人の話し方を盗んで、「勝ち味」を味わいましょう。**

いろんな言い方、表現を真似して、口に出してみましょう。実際に口に出すんですよ。

好きなラジオのＤＪやテレビの人気者の口調を真似するのも、いいと思います。あまりに超有名人の真似は突っ込まれるかもしれませんが、気にしなくていいです。

普段から、テレビやラジオや日常の会話にアンテナを張りめぐらすのです。

そして、「お、こんな言い方があるのか」と思ったら、あなたの「表現のファイル」に入れて下さい。

たくさんたまれば、旅の思い出と同じで、使いたくなります。あの時、あの人はこんな言い方をしていた。この人はこんなだった。この人はこうだった。

いろんな言い方がたまることも、あなたが「表現してみようかな」とか「人前で話してみようかな」と思うエネルギーになるのです。

社交不安障害

さて、ここまで読んできて、いろいろとリラックスするための方法がありそうだと安心したり、少しでも希望を感じた人は、このまま本を読み続けて下さい。

でも、「こんなんじゃ、私の不安は全然解消しない」「私はいつも人の目が気になって不安でたまらないんだ」「私は結婚式のスピーチなんか頼まれたら、絶対に出席しない」「自己紹介しなきゃいけないようなサークルにはそもそも参加しない」と思っている人がいたら、それは「社交不安障害」という病気の可能性があります。

僕は専門家ではないので、僕なりの理解でしかないのですが、「社交不安障害」は、自分の抱えている不安、例えば人前で話すとか一緒に食事をするという時に感じる不安が、自分でも異常だと思えるほどで、なおかつ、そう不安を感じることでさらに不安になるという「不安の悪循環」が日常になっている状態のことです。

人から評価されることがとても怖い。何か言って恥をかくかもしれないという不安に苦しむ。人と会う約束に何日も何週間も前から悩む。パーティーやイベント、会合に出て人前で話すかもしれないと思うと恐怖で出られない。

この本の冒頭から書いてきたように、こういう不安をまったく感じない人はいないでしょう。

けれど、その不安や恐怖が自分でも驚くほど大きく、なおかつ、その不安や恐怖がずっと続き、自分でもその不安や恐怖が不合理だと思う場合です。そして、不合理だと思うけれど、感じることを止められない。結果、社会生活に大きな影響が出ているという状態です。

例えば「3分間スピーチ」があるというだけで会社をやめてしまうとか、自己紹介を求められるかもしれないからサークルやカルチャースクールなど人の集まる所にはいっさい行かない、同僚と食事を一緒に取ると何か話さないといけないし恥をかいたらいけないから昼休み直前にオフィスを飛び出る、というような状態です。

昇進のかかったここ一番のプレゼンや、第一志望の面接の前の日に寝られない人は多いです。それは、珍しいことではありません。

でも、自分でも「そんなにたいしたプレゼンじゃない」とか「これは第三志望で、落ちても大丈夫」と思っているのに、人前で話すことが不安で不安でしょうがなくなった、まったく寝られない、こんな思いをするぐらいなら就職しない、会社をやめる、そういう状態は、**「社交不安障害」**という病気と言えます。

また、不安は、その感情を引き起こす状態を繰り返し経験すると、だんだんと減っていくものです。例えば、人前で初めて商品説明をする時の不安よりも、同じ内容を10回目に説明する時の方が、通常は不安は減ります。

けれど、「社交不安障害」になると、繰り返しによってますます不安に苦しむということが起こるのです。

病気は、うつ病もそうですが、病院で治療するものです。

「社交不安障害」は、放っておいて治る可能性はとても低い病気です。

薬物療法と精神療法で治療するものです。最近は、より効果的な薬も使われるようになりました。

もし、あなたが「自分は社交不安障害かもしれない」と思ったら、ぜひ、専門医に相談することをお勧めします。

「社交不安障害」は新しい病気なので、医者の間でもいろいろと意見が分かれているようです。

ネットで調べたり、本を読むと詳しい専門医が分かります。

まず医者に相談して、「この人とはあわない」と思ったら、すぐに別な医者にかかることもお勧めします。

「社交不安障害」は、コミュニケイションにとても苦労する病気なので、あわないと思った医者にかかるのは、お互いが不毛な状態になる可能性が高いのです。

うつ病に対する理解が広まって、心療内科や精神科へ通うハードルはずいぶん下がりました。

それでも、まだまだ、例えば田舎になればなるほど、周りの目、世間体《せけんてい》を気にしてしまいます。

拙著『孤独と不安のレッスン』(だいわ文庫)に書いたのですが、大きな不安に苦しむ状態が一カ月以上続いた時は、うつ病かもしれないと思って、精神科か心療内科に通うことをお勧めしました。

僕の友人は、受診を勧めてもずっとためらっていたのですが、行ってみると自分でも驚くほど状態は改善されて「なんでもっと早く行かなかったんだろう」と言いました。

不安な状態からうつ病までは、一種、グレーゾーンというか、分かりやすい境界線があるわけではありません。

風邪なら、熱が40度あるから病院に行こうかとか、一応の判断の手がかりがありますが、うつ病も「社交不安障害」も、「こうなったら病気」という明快な基準はないようです。

だからこそ、心の病気だと思うのですが、極度のあがり症から「社交不安障害」まででもグレーゾーンでつながっているのです。

ですから、よけい「私は病気じゃない。病院は関係ない。ただ私がダメな人間なんだ」と思いがちなのです。

繰り返しますが、「社交不安障害」は自然に治ることは少ない病気です。

自分がひょっとしたら、「社交不安障害」かもしれないと思った人は、どうか、一度、専門医にかかることをお勧めします。

LESSON

4

目的と障害を意識する

精神をリラックスさせる

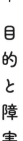

目的と障害

オープンワークショップの参加者の自己紹介のことを書きました。

あがり症の人は、声が震えながら自己紹介をします。

オープンワークショップは2日間計16時間ほどやるのですが、最後に質問の時間を取ります。

いろいろと質問に答えるうちに時間がなくなってきて、「あと一人だけ」と制限をつけてしまった時のことです。

「すみません。身体の重心を下げる以外に、落ち着く方法はありますか？」とはっきりとした声で質問する人がいました。

その顔を見れば、昨日、自己紹介の時に震えながら話した人でした。

「どうして重心を下げたいのですか？」と聞くと「私はあがり症なので、落ち着きたいんです。すぐに声が震えるし」と、少し震える声で答えました。

「でも、今、質問した時の声は全然、震えてなかったですね」

そう言うと、その人は「えっ」という顔をしました。信じられないという表情でした。

僕は穏やかに聞きました。

「恥をかきたくないとか、笑われたらどうしようという気持ちより、『今質問しないと。これが最後のチャンスだ！』という気持ちの方が強くなかったですか？」

その女性は、「そうかな」という感じでうなづきました。

「つまりは、今聞きたいという『目的』をはっきりと意識したってことですよね」

その女性は、僕を見つめました。

「トンチンカンな質問したらどうしようとか、恥をかきたくないとか、いろんな気持ちの中で、一番、強い気持ちが『質問したい！』じゃなかったですか？　ネガティブな気持ちじゃなくて、ポジティブな気持ちがはっきりとあったんじゃないですか？」

「でも、私はちゃんと目的が分かっている時も、震えます」

彼女は震える声で言いました。

「今、質問しないと最後だ。これで質問の時間は終わり、オープンワークショップも終わってしまう。そうすると、もう二度と僕に、鴻上さんに質問する機会は失われてしまう。そう思いませんでしたか？」

女性はゆっくりとうなづきました。

「それは、目的に対して正しい形で『障害』があったということなんです。『質問したいという目的』と『これが最後のチャンスだという障害』。目的と障害が正しくぶつかって葛藤《かっとう》が生まれると、あなたの意識は自然に葛藤に集中してエネルギーを使い、自意識はやっぱり後ろに回って味方になってくれるんです」

「あぁっ」

女性は驚いたように目を見開きました。

「目的と障害」については、オープンワークショップでもう説明していたからです。

スタニスラフスキーの考え方ですが、それがまさか、「リラックスすること」に応用できるとは、彼女は考えていなかったのです。

俳優がリラックスするためには、「与えられた状況」に集中する方法と、もうひとつ、「目的」と「障害」を意識する方法があるのです。

この2つによって、俳優は緊張から解放されるとスタニスラフスキーは考えました。スタニスラフスキーの優れたアイデアです。

説明しましょう。


ちょっと、俳優になったつもりで、イメージで遊んでみましょうか。

あなたは、駅前にいます。

まず、「与えられた状況」を決めましょう。4Wですね。

まず、WHO。これはあなた自身にしましょう。

WHERE。どこでもいいのですが、とりあえず、東京駅前の広場にしましょうか。

WHEN。2023年8月2日はどうですか？（もちろん、この日付や場所に特別な意味はないです）。

WHAT。あなたは今、まさに駅前広場に立っています。

この状態でしばらくカメラに撮られているか、舞台に作られた広場に立っていると、あなたは少しずつ自意識に苦しむようになるでしょう。

それは、**あなたには「やるべきこと」つまり、具体的な「目的」がないから**です。

「自分はなんのために駅前にいるのか？」を決めないと、あなたの自意識は残念ながら増大するのです。

「友達を待っている」という「目的」にしましょうか。

どんな友達か、名前や職業、自分との関係を具体的に思い浮かべたら、その人を待ちます。

ここで大切なことは、漠然としたイメージとしての友達ではなく、具体的な友達です。登場しなくても、特定の誰かを想像します。

友達に関する「与えられた状況」を明確にすれば、誰を待っているのか、どうして待っているのか、用事は何か？　が自然に浮かんでくると思います。

でも、これだけでは、自意識を味方にするには、まだ足らないのです。

「目的」があっても、ただじっと待っているだけだと、また、徐々に自意識が出てきます。

あなたは舞台の上かカメラの前で、大勢の人に見られながら、ただじっと友達を待っているとします。いくら４Ｗと「目的」があっても、だんだんと緊張していくということが分かるでしょうか？

そこで、**スタニスラフスキーは、「障害」という考え方を提案しました。**

あなたは駅前で友達を待っている。約束の時間が来ても友達はまだ来ない。じつは、一緒に新幹線で京都に行こうと約束している。

刻々と、新幹線の出発の時間が近づいている。友達に電話しても、相手は出ない。どうしよう。京都では芝居（またはライブ）を見る予定にしている。この新幹線に乗らないと開演に間に合わない。

1人で行くのか。友達を待つのか。2人で京都に行こうと約束したのに。でも、待っていたら、新幹線は出てしまう。

友達はまだ来ない。電話をかけても、なんの反応もない。さあ、どうする！

これは、「目的」と「障害」がぶつかって「葛藤」している状態です。

「目的」は、「友達を待っている」です。「障害」は、「友達が来ない」ですが、他にも「新幹線が出てしまう。つまり、指定席代がムダになる」というものや「この新幹線に乗らないと、京都で見る予定の芝居（かライブ）に間に合わない」というものもあります。

あなたは必死で迷い、考えるでしょう。

友達を待つのか、自分だけで行くのか、芝居（かライブ）をあきらめるのか、思わず葛藤に集中します。そして、**心が動きます。**

基本的にドラマと呼ばれるものは、すべて、この「目的」と「障害」がぶつかる「葛藤」から起こります。

「プロの歌手になりたいという目的とオーディションに受からないという障害」「仕事を取りたいという目的とライバルが強力だという障害」「あの人の恋人になりたいという目的とあの人はすでに恋人がいるという障害」「試合に勝ちたいという目的とライバルが強いという障害」「海外で働きたいという目的と国内にいてほしいと願う恋人という障害」などなど。

ドラマはすべて、主人公の「目的」と、それをじゃまする「障害」によって生まれます。つまり、ドラマとは「葛藤」のことなのです。

思い出してほしいのですが、あなたが、面白いと思った自分の体験も、無意識のうちにこの「目的」と「障害」を含み、そして、「葛藤」してなかったですか？

結婚式で選んだエピソードも、面接の時に語ろうとしたことも、旅の忘れられない思い出も、実現すると素敵なことになるプロジェクトも、すべて、「目的」と「障害」がぶつかって葛藤した状態だったはずです。

私達は、意識的にも無意識的にも、この「葛藤」状態つまり、ドラマに惹《ひ》かれます。「葛藤」はいろんな意味で面白いのです。

葛藤すると、その状態に思わず集中します。

駅前の場合だと、「友達を待つべきなのか」「1人で乗った方がいいのか」「芝居（ライブ）に間に合わなくていいのか」「京都についてタクシーを飛ばせばギリギリ間に合うか」「芝居（ライブ）の楽しさより、2人で新幹線に乗って、話しながら京都に行く楽しさを取るのか」。

葛藤状態は、集中して考えている状態。または、感情が集中している状態です。

人間の集中力やエネルギーは有限だと言いました。

葛藤状態に集中した結果、自意識に回すエネルギーも集中力もなくなるのです。

演じている俳優は、葛藤に集中して、観客やカメラのことを忘れます。

同じように、あなたの自意識はあなたの後ろに回り、味方になるのです。

つまり、スタニスラフスキーは、自意識にエネルギーを集めない方法を二つ、見つけ出したのです。

「与えられた状況」に集中することと、「目的」と「障害」を意識してちゃんと「葛藤」することで、自意識は正面にいる強い敵から、後ろで見つめる微力な味方に変わるのです。

この方法が、世界中の俳優を楽にしました。

そして、この方法は、俳優だけではなく、一般人にも使える方法なのです。

いつもは声が震える人が「質問しようという目的」を持ち、「今聞かないともう聞けないという障害」を感じたことで、ちゃんと葛藤した結果、そのことにエネルギーが集中して、自意識は味方になりました。

「与えられた状況」をイメージできる場合

「与えられた状況」をイメージできる場合と、できない場合があると書きました。

あなたが今から話す内容にちゃんと「与えられた状況」がある場合は、「目的」と「障害」は意識しやすいでしょう。結果的に、「葛藤」も見つけやすく、集中しやすくなります。

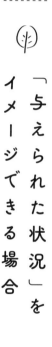

ちらりと書きましたが、結婚式での部活動のエピソードがなぜ心を動かすかというと、「目的と障害がちゃんと葛藤していた」からです。

新郎（新婦）が、ケガをした後輩を保険室に連れて行って、クラブ全体をまとめたというエピソードは、目的が「クラブをうまくまとめたい」、障害が「後輩がケガをしてクラブに動揺が広がっている」（場合によっては「ケガをした後輩が有力選手だった」ということもあるでしょう）という見事な葛藤状態だったから、心は動いたのです。

心が動けば、その状態に、つまり葛藤に集中できます。

これが「新郎（新婦）は、普通にクラブをまとめました。新郎（新婦）がリーダーの時は、これといった問題はなく平穏無事でした」だと、「目的」と「障害」がぶつかる目立った葛藤はありませんから、心はあまり動きません。

結果、自意識がどんどん大きくなる可能性があります。

この場合は、どんなに「与えられた状況」に集中しても、自意識は強まる可能性があるのです。

けれど、「これといった事件はなかったけれど、いつも一緒にいた。とても大切な人だった」という場合、よく調べてみれば、小さいけれど「目的」と「障害」がぶつかるドラマを見つけることができるでしょう。

ほんのささいな、けれど、当事者にとっては重大なドラマです。

風邪をひいて部活を休もうと思った時に、新郎（新婦）がハチミツにつけたレモンを作ってくれたとか、意地悪を言う先輩からそっとかばってくれたとか、です。

大げさなドラマはなくても、大切なドラマはあります。

劇的な事件が起きなくても、小さなすれ違いや、体調の変化やちょっとした誤解も「障害」になります。「あなたと仲良くしたい」とか「クラブをまとめたい」という目的とぶつかり、葛藤状態が生まれて心が動くのです。

逆に言えば、ある「与えられた状況」に心惹かれた時、いったい、何が「目的」で、何が「障害」かを明確にできると、集中しやすくなります。

何に「葛藤」しているか、よく分かるからです。分かれば、集中しやすくなります。

「3分間スピーチ」の場合も、「与えられた状況」のある話を選び、そして、「目的」と「障害」にフォーカスを当てるのです。

「今日はビスケットの日で〜」と、ただ情報だけを語るよりは、実際に作った方が面白くなると説明しました。

より正確に言うと「目的と障害」の葛藤を経験すると良いということです。

「ビスケットを焼いたらうまくいった」だけだと、目的が簡単に実現したということですから、じつは、あまり葛藤していません。

葛藤がないと、自意識が出てきます。

「ビスケットを焼こうとしたんだけど、失敗してとんでもないことになった」というエピソードは、「焼きすぎた」とか「焼いたら形が変わった」「何故失敗したのか分からない」という「障害」がちゃんとありますから、感情が動きやすく、集中しやすいのです。

3分間という短い時間でも、ちゃんと「目的」があって、それをじゃまする「障害」があるエピソードを選ぶと、あなたの心は動きます。

あなたの心が動くと、自意識が味方になるだけではなく、聞いている人の心も動きます。あなたがワクワクすれば、聞いている人もワクワクするのです。

「与えられた状況」をイメージするのはもちろんですが、自分の話が面白くないと感じたら、明確な「目的」と「障害」があるかどうかをチェックしてみて下さい。

旅の思い出を友達に語る時も、「目的」と「障害」がちゃんとあるエピソードの方が、楽しく語れます。

「～に行こうとしたんだけど、迷ってしまった」とか「素敵な旅館に泊まったんだけど、こんなとんでもないことがあった」「評判の屋台のラーメン屋さんで食べてたら、ひどい目にあった」というように、ちゃんとした「目的」があって、なおかつ、それをじゃまする「障害」を体験すると、旅のエピソードはぐっと面白くなります。

そうすると、「与えられた状況」に集中しやすくなり、自意識はより味方になってくれるのです。

「綺麗な旅館に泊まった」とか「美味しいラーメンを食べた」だけだと、あがり症の人は、うまく話せないことが多いです。「目的」しかなくて「障害」がないから、葛藤せずに、心が動かず、自意識が強いままだからです。

面接で、「私は被災地でボランティアをしています」と語る時は、前述したように、まず「与えられた状況」をイメージして、感じます。

そして、そのボランティアでの「目的」と「障害」がちゃんとぶつかった話が一番、心が動くのです。

「瓦礫《がれき》を1日で片づける」「被災した家庭の掃除をする」「炊き出しのお手伝いをする」など、活動したボランティアでは特定の「目的」があるはずです。

ただし、「掃除をやりました」「言われたことをやってきました」だけだと、「目的」

だけですから、「ボランティア紹介」とか「自慢話」になってしまいます。

話していても、あまり心は動かないと思います。はっきり言ってしまえば、あまり面白くない話になる可能性が高く、そういう時は、話す側も聞く側も心が動きません。

そういう時に、ボランティアの個別の目的を語りながら、「ボランティアがうまくいかなかった障害」を語ることで、心がはっきりと動くのです。

「瓦礫を一日で片づける」と思って始めたのに、片づけても片づけても、少しも瓦礫が減らなくて（瓦礫の多さが障害）泣きそうになった話とか、「被災した家庭の掃除をする」という目的で家を訪ねたら、家族の1人が亡くなっていたことを知り、その人の思い出の品を整理しているうちに感極まって（悲しみが障害）どうしていいか分からなくなった話、というのは、「目的」と「障害」がちゃんとぶつかり、葛藤した状態です。

分かりやすくするために、非日常である「被災地のボランティア」で説明していますが、**どんな日常的なことにも、「目的」と「障害」を見つけることが大切です。**

「サークルの責任者として、積極的にリーダーシップを発揮しました」なんてのは、「目的」だけです。

「意見の違う人とぶつかり、対話の難しさを知りました。ある計画を立てた時のことですが～」と、「みんなをまとめたい」という目的をじゃまする「障害」にぶつかり、どうしようかと葛藤した体験を具体的に話せば、**心ははっきりと動く**のです。

そうして**自意識は味方になってくれる**のです。

仕事上のプレゼンでは、商品を企画・開発するまでの「与えられた状況」や、商品が完成した時の「未来の状況」がイメージできる場合は、「目的」と「障害」をちゃんと意識すると、話しやすくなります。

この商品が生まれることで、どんなことが積極的に可能になるのか、便利になるのか、変わってくるのか。それはつまり、その商品の「目的」ということです。

そして、その目的をじゃまするものはなんなのか？「障害」を意識すると、説明している時の自意識を減らすことができるのです。

新製品の開発の時、どんなものを作りたいと思ったか、どんなものを作らなければいけなかったか、どんなものを作る必要があったか、ということが「目的」です。その時、その可能性を否定した上司や同僚の言葉や態度、足らない予算や時間、困難な環境などが「障害」になります。

「未来の状況」をイメージする場合は、この商品によって、どんなことを可能にしたいか、どんなことを起こしたいか、どんなことを消費者に提供したいかが「目的」です。

「障害」は、「競合他社」や「値段」「ブランド力」「市場の未成熟」「時代状況」「周囲の無理解」などでしょうか。

その「目的」と「障害」がぶつかる葛藤を意識しながら「この商品を開発したい」「この商品によって未来はこうなる」と力説するのです。

強い「目的」を持ち、具体的な「障害」をイメージすることで、自意識に送り込まれる予定だったエネルギーは減少します。

具体的であること

「目的」と「障害」は、具体的であることが必要です。

どこでも通じる「目的」や「障害」だと、あなたの自意識に注《そそ》ぐエネルギーは大きいままです。

新郎（新婦）の結婚式の時、全体としての「目的」は、「みんなに新郎（新婦）の人柄の良さを伝えたい」とか「新郎（新婦）に心からおめでとうを言いたい」とか「新郎（新婦）の家族や親戚に、新郎（新婦）の素晴らしさを話したい」でしょう。

この時に「笑いをとりたい」とか「受けたい」とか「感心されたい」「上手いスピーチをして自分の評価を上げたい」というような「目的」を持ってしまったら、間違いなくスピーチは失敗します。

そんな「目的」は、具体的ではなく、一般的でどんなスピーチでも通じるものです。

一般的な「目的」を意識すると、考えることも意識することも一般的なものになります。つまり、抽象的なものになります。

それでは、じつは、考えたり意識したりするエネルギー量は減るのです。

漠然《ばくぜん》と「受けたい」と思うことと「新郎（新婦）の部活の状況を正しく伝えたい」だと、頭を使う量が全然違うことが分かるでしょうか。

なおかつ、「受けたい」「自分の評価を上げたい」という「目的」は、当然、その証拠や判断の基準となる観客のことを意識しなければいけません。「自分はうまくやれてるのか」「観客はノッてるのか」そういうことが気になり、あなたは緊張でガチガチになるのです。

これは、自意識を減らすどころか、増大していく道です。

スピーチの成功を目的としてはいけないのです。その気持ちはよう く分かりますが、人々が感動したり、あなたの評価が上がるのは、あくまで結果です。

なんだか、「リラックスを目的にしてはいけない」ということと構造的には似ていると思います。

目指すべき結果を直接的に意識してしまうと、自意識が強くなるだけなのです。

「プレゼン」や「3分間スピーチ」「旅行の思い出」を話す時も、意識するのは、「与えられた状況」の中にある具体的な「目的」です。

決して、「受けたい」「評価を上げたい」「笑いを取りたい」「成功したい」というような一般的な「目的」を持ってはいけません。

例えば、面接での一番の目的は「受かりたい」です。

その気持ちはよう く分かりますが、その気持ちにフォーカスしてはいけません。

「受かりたい」と強く思うということは、面接官の反応に敏感になるということですから、話している最中に、面接官が退屈そうな顔を見せたとしたら、あなたはもう、「なんとかしなければ」「このままではまずい」とますます緊張してしまうのです。

合コンとか集団デートでも「好かれたい」という一般的な「目的」を持ってしまったら、相手が退屈な顔を見せた時に、あなたはますます混乱し、緊張するでしょう。

あなたが集中する「目的」は、具体的なものです。その時、まさにあなたが話している「与えられた状況」の「目的」に集中するのです。

そして、**「障害」もまた、具体的なものを意識します。**

決して、「嫌われたくない」「下品だと思われたくない」「バカだと見られたくない」「恥をかきたくない」というような、一般的で抽象的な「障害」にフォーカスを当ててはいけません。

一般的な「目的」と同じように、抽象的な「障害」は、あなたのエネルギーや集中力をあまり使わないのです。

「恥をかきたくない」と、一般的な「障害」を持ちたくなる気持ちはよう く分かりますが、具体的な「障害」に集中して下さい。

「与えられた状況」がない時

話す内容には、いつも「与えられた状況」があるとは限らないと書きました。

その場合は、「今ある状況」を味方にしましょう、と。

「与えられた状況」には「〜が、〜した」という内容があります。ですから、具体的な「目的」と「障害」を見つけやすいのです。

ですが、「身体の重心を下げる以外に、落ち着く方法はありますか？」という質問には「与えられた状況」はありません。

「与えられた状況」がない時は、前述した一般的な「目的」と「障害」になりがちです。

質問した彼女も「こんな質問して笑われたらどうしよう」とか「人前で質問するのは恥ずかしい」「震える声を聞かれるのは嫌だ」という「障害」を持つ可能性があり

ました。

こういう一般的な「障害」を持つと、(この場合でも彼女は葛藤しますが) その結果は、「黙り込む」とか「発表をやめる」「悩みながら質問する」なんてことになったでしょう。

彼女が、そういうタイプの「障害」にとらわれず、「これがラストチャンス」という「障害」に集中できたから、彼女は自意識を味方にして、震えない声で質問できたのです。

「今ある状況」でも、適切な「目的」と「障害」を持てば、自意識を味方にすることができるのです。

別の例でさらに説明します。

僕は「表現のレッスン」という講演会をやることがあります。声と言葉に関する講演会です。

声と言葉についてたくさんの情報を伝えますから、「与えられた状況」がないことの方が多いです。

こういう時は、「今ある状況」にアプローチして、まさにアウェイからホームに変えることで、自意識を味方にしようと書きました。

同時に**具体的な「目的」と「障害」を明確にすることで、緊張やあがり症を避けられる可能性が高くなります。**

この講演会の時の具体的な「目的」は、「声を使う面白さと楽しさを伝えたい」ということです。

抽象的な目的は「僕自身の評価を上げたい」「感心されたい」「すごいと思われたい」ですね。こういう「目的」を持つと、間違いなく僕はびんびんに緊張するでしょう。

こういう「目的」を持つと、周りの評価だけが気になり、自分の話に集中できなくなるからです。

抽象的でネガティブな「目的」もあります。「失敗したくない」「なるべく目立ちたくない」「許されるなら予定より短い時間で終わらせたい」というようなことです。

こういう「目標」を持つと、伝えようという気持ちがなくなり（または弱くなり）、緊張する気持ちだけが残ります。

抽象的な「目的」は、具体的なやるべきことを教えてくれません。

「声を使う面白さと楽しさを伝えたい」という「目的」だと、何を伝えればいいか、どんなふうに伝えればいいかが明確になります。

けれど、「評価を上げたい」「失敗したくない」では、具体的にするべきことを教えてくれません。ただ、曖昧《あいまい》なイメージだけです。

結果、集中する対象が具体的にないので、自意識をどんどん意識することになるのです。

僕が講演会で話す時の「障害」は、「今ある状況」によって決まってきます。

「今ある状況」は、「人数」「会場」「人間」だと言いました。

「声を使う面白さと楽しさを伝えたい」という「目的」をじゃまする「障害」は、「どれぐらいの人数」が参加し、「どんな場所」で、「どんな人達が集まるか」によって、いろいろと変わります。

ですから、「障害」は一回一回違って具体的です。不安になったり、恥をかくのは嫌だなあと、**一般的な「障害」を感じる前に「今ある状況」を調べるのです。**

「人数」に関して、あなたが最も「障害」と感じるのは何人ですか？

人によって違いがあるでしょうが、一般的に少ない人数の方が「障害」は小さくなります。

ただし、ちょうどいい「障害」だと、葛藤《かっとう》もちょうどよくなり、集中しやすくなる人もいます。3人の会合で話すより、20人の方がやる気が出て、集中しやすいという人です。

もちろん、ちょうどいい「障害」なんてない。「障害」は少なければ少ないほどいい、という人もいるでしょう。

僕は2500人の前で、1時間、話したことがあると書きました。この時は、「障害」が大きすぎて、心が折れそうになりました。

心が折れるとどうなるかというと、それでも講演会はちゃんと続きます。僕は話すプロなので、中止するということはありません。

その代わり、心を閉じて、淡々と「伝えること」を話すだけの講演会になります。そうなると、情報は伝わりますが、感情やイメージといった情報と同じぐらい大切なものが伝わらなくなります。

その内容が持っている楽しさ、面白さ、意外性、匂い、雰囲気、感覚などがまったく伝わらなくなるのです。

そう、まさに、私達が小・中・高校の卒業式や入学式で経験した、偉い人のスピーチと同じ状態になるのです。

僕は、数百人規模の講演会が一番、燃えます。僕にとっては、それがちょうどいい「障害」です。

「場所」は、アットホームな雰囲気があればあるほど、「障害」は小さくなります。

もちろん、ある程度の規模の会場の方が、やる気が出るという人もいるでしょう。

僕が講演会をした最大の場所は、コンサートでおなじみの日本武道館でした。

この時は大変でした。武道館という「場所」は、「障害」としては最大でじつに話しにくかったです。

あなたにとってちょうどいい「障害」は、どんな「場所」でしょうか。

「人数」もそうですが、「障害」が少ないことを望むのは当然のことです。

その場合は、「目的」と「障害」が葛藤して自意識を味方にするのではなく、**「今あ**

る状況」が味方になりやすくなる、ということです。

僕に質問した女性の場合で言うと、もし、僕と一対一か一対二ぐらいの「人数」で、いつもの喫茶店という「場所」でお茶を飲みながら質問したら、「今ある状況」が味方になり、楽に話し出せて、結果的に自意識も味方になるかもしれません。

逆に言えば、「今ある状況」がすでに味方になりそうな場合は、わざわざ、「障害」を大きくする必要はありません。

ただし、どんなに「今ある状況」が味方になっていても、強い「目的」を意識しなければ、自意識は大きくなります。

僕に質問した女性は、どんなに緊張しない「人数」で「場所」でも、「鴻上さんに今聞きたい。今しかない」と強く思わないと、声が震えたり、緊張で声が出なくなるだろうということです。

そして、「人間」が、もっとも、大きな「障害」になります。

もちろん、聴衆全員があなたの友達とか、家族・親戚なんて場合は、「障害」は小さくなるでしょう。

何を言っても深くうなづいてくれて、すべったギャグにも大笑いしてくれる。

その「今ある状況」の温かさに、ホッとする人もいるでしょう。

この場合は、「今ある状況」が味方なので、それに集中して、自意識も結果的に味方に回る、ということになります。

芝居では、客席に1人、(通称)ゲラと呼ばれる、とにかくよく笑うお客さんがいるだけで、芝居の雰囲気がガラッと変わることがあります。

よく笑ってくれるので、俳優は嬉しくなり、どんどんリラックスした演技になり、それが他の観客を刺激して相乗効果となり、幸福な公演になるのです。

たった1人のゲラさんが、何百人という観客と俳優の雰囲気を変えるなんて、ゲラさん本人は自覚していないかもしれません。


僕は講演会の時、まず会場全体を見回します。

その時、たくさんの色が見えたら、とても気が楽になります。

服や髪がカラフルということは、老若男女、いろんな人が集まっているということです。僕は、こういう講演会が一番、話そうという気力がわきます。

全員が僕のことを知っていて、変な言い方ですが、まるでファン集会みたいな講演会は、「障害」は少ないですが、僕には居心地の悪いものになります。

みんながもう、僕の伝えたいことを知っているんじゃないかと思って、伝えようという気力が削《そ》がれてしまうのです。

老若男女のいろんな人が集まった講演会は、僕にとっては、**ちょうどいい「障害」です。**

一人一人の顔を見ながら、「この人にどう伝えよう」「この人は眠そうだ」「この人はすっごく興味を持ちだした」と、様々な状態が、僕には「障害」となります。

「伝えたい」という「目的」と「簡単には伝わらない」という「障害」がスパークして、自意識に回すエネルギーは少なくなるのです。

一番、話しにくいのは、一面、真っ黒な会場です。

つまりは、スーツ姿の中高年男性しかいない会場です。

その分、「障害」が大きくなって燃えることもありますが、あまりに反応がなさ過ぎると心が折れそうになります。

もちろん、スーツ姿の中高年おやじさん達を笑顔にできた時は、生きててよかったと思います。

あなたがグループのリーダーとして、伝達事項を話さなければいけなくなった場合は前述しました。

「明日の集合は7時半、東口駅前集合です。参加できない人は、今日の夜9時までにメールで片山さんまで連絡して下さい。なお、来週の研修に関してのアンケートは月曜昼12時が締め切りです」

という言葉の「目的」はなんでしょうか？

そう。「ちゃんとこの情報を全員に伝えたい」ということですね。

それを「目的」にするから、あなたの言葉は強くなることができるのです。

繰り返しますが、「恥をかきたくない」「もう家に帰りたい」などの一般的で抽象的な「目的」を持つと、あなたは苦労します。

では、「伝えたい」という「目的」に対して、「障害」はなんでしょうか？

前述したように、ここで「目的」と同じように、抽象的な「障害」を選んではいけません。

もう、分かりますね。抽象的な目的とは、「恥をかきたくない」「失敗したくない」などです。

「障害」は、まさに「今ある状況」です。

「人数」「場所」「人間」の3つですね。これは、もう繰り返さなくても分かると思います。

「集団」は抽象的なものではありません。具体的な人間、一人一人が集まっているものです。うっかりさんがいて、人の話を聞かない人がいて、世話好きな人がいて、話をちゃんと聞く人がいます。

もし、あなたの前にいる全員が、あなたが嫌いで、あなたに反感を持っていて、あなたの話なんか聞くつもりがない場合は、「障害」が大きくなり過ぎます。

こういう人達を意識したら、あなたの心は折れてしまうでしょう。

そういう場合は、心を閉じて話すしかありません。

でも、本当に全員がそうでしょうか？　観察してみて下さい。

「障害」は具体的です。

きっと、1人はうなづきながら話を聞いてくれる人がいるはずです。ちらちら見ている人もいるでしょう。

その人にフォーカスしながら、この場合は、なるべく「障害」を無視して話して下さい。「今ある状況」の中の味方になっている部分にだけ集中するのです。

じつは、多くのスピーチは、「与えられた状況」と「今ある状況」が合わさっています。

結婚式の場合、まずは、

「ただ今、ご紹介にあずかりました新郎（新婦）の高校時代の友人、××と申します。僭越《せんえつ》ではございますが、ひとこと、結婚のお祝いの言葉をのべさせていただきます」

というような、「与えられた状況」が存在しない言葉から始まります。

大切なのは、まずは、話し出す前に「今ある状況」を味方にすることだと書きました。

緊張して、自分の番を待つのではなく、「人数」「場所」「人間」に集中して、自意識が大きくなることを避けます。

そして、話し出す時は、「今ある状況」の言葉でも、**「目的」をちゃんと意識します。**

それは、「ちゃんと話す」「恥をかかない」「参加者に自分を印象付けたい」という一般的な「目的」ではなく、「新郎（新婦）の人柄の良さを伝えたい」とか「新郎（新婦）に心からおめでとうを言いたい」とか「新郎（新婦）の家族や親戚に、新郎（新婦）の素晴らしさを話したい」という具体的なことです。

具体的な「障害」は、この時点で味方になっていない「今ある状況」の「人数」「会場」「人間」です。

ただし、すぐに、部活時代のエピソードという「与えられた状況」に進みますから、そんなに意識しなくてもいいでしょう。

「与えられた状況」を語る時は、「目的」と「障害」は意識しやすいと思います。どうすればいいかは前述しました。

面接では、名前や年齢など自分に関する情報を語っている時には、「与えられた状況」は存在しません。

この時の一番はっきりしている「目的」は、「受かりたい」です。その気持ちは自然ですが、それにフォーカスしすぎると、ただのうっとうしい奴、暑苦しい奴になる可能性が高いです。

「合格したい」「受かりたい」と思いっきりアピールするのを「情熱があっていい」「やる気に溢れている」と好感を持って受け入れてくれる場合は少ないように思います。

それは、ちゃんとした会社や大きな仕事であればあるほど、ほとんどの人が「やる気アピール」をするからです。

そんなに人気がない仕事や過酷なバイトで「やる気アピール」を見せるのは有効でしょうが、人気が集中している職種や仕事だと、ただ「うっとうしいだけの奴」になってしまうでしょう。

僕は俳優のオーディションをもう30年以上やっています。応募者はみんな人生の目標として俳優になりたいですから、必死にアピールする人が多いです。

でも、逆の立場で考えてもらうとすぐに分かると思うのですが、「私を見て！」「私を受け入れて！」「私を愛して！」と熱烈なオーラを出している人に対しては、なんだか、距離を取ってしまうのが自然な人間の反応だと思います。

面接では、なるべく短く「今ある状況」の話を切り上げて、「与えられた状況」がある話をするのがいいと思います。

つまりは、自己紹介という情報だけを語る時間を短くして、「与えられた状況」を重ねていくのです。

「ボランティアの話」を終えて、まだ時間があったら、「友人に言われたハッとした一言」とか「大切な先輩からのアドバイス」など、「目的」と「障害」がイメージしやすい話を続けるのです。

3分間スピーチも同じです。

「与えられた状況」のない言葉はなるべく短くします。

「先日、駅のホームでこんなことがありました」は、「与えられた状況」がない言葉です。

最も緊張し、声が裏返る可能性があります。そういう時は、**話すまでに「今ある状況」を味方にすることと、「この話を伝えたい」という「目的」を明確にすることで**

す。
そして、すぐに「与えられた状況」の話、つまりホームでの出来事に移りましょう。

場数について

人前であがらないようにするためには、「場数《ばかず》」が必要です。

僕はたくさん「場数」を踏むことを勧めます。

でも、**正しい手順を踏んだ場数でなければ、あまり意味はないのです。**

野球でヒットを打てるようになるためには、たくさんバッターボックスに立つことですが、小学生が150キロの剛速球が毎日飛んでくるバッティング・センターに通ってもヒットは打てないだろうと思います。

あまりにも、実力差がある場合は、どんなに場数を踏んでもムリです。

相手が2人になったらもう緊張してしまう人が、20人の会議でプレゼンをやり続けても、「勝ち味《あじ》」を味わうことはないと思います。

2人から5人とか、徐々に増やして場数を踏むことが必要だろうと思うのです。

例えば、月に1回、30人を相手にプレゼンすることが決まっている人がいるとします。

そのたびに心臓がバクバクして、死にそうになります。

そういう時、まず、日常から人前で話すという機会を増やしていくのです。

まずは、できる範囲で話しかけましょう。ふだん、よく買うお店の店員さんや、よく行く美容院の美容師さん、いつものお弁当屋さん。あなたの生活の中で、無理せず、でもなるべく話しかけるのです。

これだけでも、慣れてない人は、心臓がバクバクするはずです。

でも、大丈夫。毎日やっていれば徐々に慣れてきます。

うまく話せれば、「勝ち味」をじっくり味わいましょう。

あなたは、どんなに短くても、ちゃんと会話ができたのです。

自分で自分をほめてあげて下さい。

次のレベルは、友達に連絡して喫茶店や居酒屋で会いましょう。そこで、自分の近況を話すのです。

親友がいれば、1人から始めましょう。

そんな人がいなければ、比較的近い人に「久しぶりに食事でもしない」と声をかけましょう。

最初は、軽い会話でいいです。

でも、もし、「この前の旅の話をちゃんとしてみよう」と思ったら、ためらわず、始めて下さい。

「与えられた状況」をちゃんと意識して、「目的」と「障害」を明確にしながら話すのです。

なあに、失敗したからといって、死ぬことはありません。言葉がでなくなったからといって、相手に撃ち殺されるわけでもありません。

言葉がでなくなったり、顔が真っ赤になったら、笑って終わりましょう。

うまくいけば、「勝ち味」を味わいましょう。**あなたはちゃんとやれたのです。**

次のレベルは、例えば、ネットで趣味のサークルを見つけて、月1回でもいいから参加してみる、というようなことです。

初めて、知らない人を相手にするのです。大人数の必要はありません。というか、大人数は避けた方がいいでしょう。

勇気があれば、「街コン」とか「合コン」に参加してみる方法もあるでしょう。でも、いきなり無理しないように。焦らず、徐々に、徐々に、です。

俳優だって、いきなり、客席数が1000人なんていう大舞台に立つ人はいません。小さい劇場から、こつこつと大きな場所に進んでいくのです。

知らない人と話すのは嫌だなと思ったら、例えば、同僚やバイト仲間と仕事のことについて、ちゃんと話してみる、という方法もあります。

最初は、軽い話をグダグダと話す所からでいいと思います。でも、「プレゼンの練習のために、論理的に話してみようかな」と思ったら、思い切ってトライしてみて下さい。

そういう時は、お酒を控えめにして、決して、支離滅裂にならないように。

まだまだ、練習方法はあります。

自分から5人の同僚やバイト仲間に向かって話す機会を作るとか、8人のミーティングで司会に名乗り出るとか、徐々にレベルを上げていけばいいのです。

その意味では「場数」は重要です。

そして、**「場数」はあなたを裏切りません。**

3人相手に、ちゃんとビジネストークをするということが、最初は無理でも、5回10回と繰り返すうちに、きっとできるようになります。その時、**あなたは「勝ち味」を手にできるのです。**

自分の好きな芸人さんとか落語家さんを追いかけていると、同じネタを何回もやっていくことで、どんどん上手くなっていることに気付くことがあります。

ああ、ここまで上達するまでに、この人はこの話（ネタ）を、何百回、何千回話したんだろうとしみじみします。

「場数」は、誰も裏切らないのです。

話すことに慣れていけば、自信が生まれます。

自信が生まれれば、話すことが楽しくなりますから、もっと話したくなります。そして、話せば話すほど上達しますから、ますます自信が生まれるのです。

逆の場合の悪循環は、絶対に避けたいものです。

話すことが苦手だから、めったに人前で話さない。だから、上達しない。たまに指名されても慣れてないから失敗する。だからますます苦手になる。さらに話さなくなる。どんどん下手になる。だから余計話すことが嫌いになる――という悪循環です。

「場数」を踏む練習をする時は、なるべく、「与えられた状況」がちゃんとあって、「目的」と「障害」によって具体的に「葛藤」している話を選んだ方がいいでしょう。その方が集中しやすいからです。データと情報しかない話をするよりも、「こんなことがあった」「こんな体験をした」「こんな目にあった」という内容を語ることをお勧めします。

もちろん、そのことを語る「人数」「場所」「人間」という、「今ある状況」は、ちゃんと味方になってくれるように準備して下さい。

いきなり、敵だらけの「今ある状況」で話そうなんて思わないように。

日本人として

私達は小学校以来、お手本となるいいスピーチをあまり体験していません。

前述しましたが、卒業式や入学式の時の校長先生や教育委員会の偉い人のスピーチは、ほとんどが書いたものをただ読むだけです。

「人数」や「会場」「人間」を意識するスピーチではありません。それは、「人数」や「会場」「人間」を無視するスピーチです。

心を閉じて、下を向き、一生懸命考えたスピーチを、ただ読むだけです。

この場合、じつは、そんなにあがりません。これはスピーチのふりをした独《ひと》り言《ごと》ですから、周りを気にしなくていいのです。

私達があがるのは、「周りは退屈してないだろうか？」「私はトンチンカンなことを言ってないだろうか？」「みんなは笑ってないだろうか？」と聞いている人の反応を気にするからです。

昨日の夜にさんざん推敲《すいこう》した文章を、淡々と読むだけですから、そんな心配はありません。内容に関しては、それなりの自信が偉い人にはあります。実際、文章で読めば、意義深いものも多いのでしょう。ですから、それを心を閉じて、ただ読めばいいのです。

でも、そんなスピーチはつまらないことを私達はみんな知っています。どんなに内容が立派でも心に届かないことを知っています。**話す人の心が動いてなければ、聞く方だって動かないのです。**

ですが、そういう「紙に書かれた文章を、ただ、読んでいくだけ」が、日本ではスピーチだと思われています。日本のほとんどと言っていい公式行事のスピーチは、心を閉じたまま、ただ書かれた文章を読むものです。

あえてこの日本型スピーチを弁護すると（本当は弁護なんてしたくないのですが）、日本のスピーチは、儀式としてのスピーチだからです。

「偉い人が話した」とか「手順だから言う」「儀式を成立させるために話す」という、中身よりも形式のために必要とされているからです。

欧米の「話し方」が要求されるスピーチとは違います。欧米では、「スピーチには、必ずユーモアを入れて聴衆を楽しませる」なんていう当然の要求があります。

ですから、僕はあがり症の人がスピーチを頼まれたと悩んでいる時には、**「大丈夫。日本はスピーチの要求水準がとても低いんだから。**最悪、心を閉じて書いた文章をただ読んでいても許されるから。安心していいよ」と言います。

これが欧米のパーティ文化で「ウィットに富んだジョークを入れるのがマスト。人々を何度も笑わせながら、ちゃんと心に残るスピーチができるかどうかが、その人の仕事の能力だけではなく、人間的評価にもなる」なんて場合は、大変です。

でも、日本はその反対ですから、安心していいのです。

もうひとつ安心させることを言うと、**日本は「私はスピーチが下手だ」という前提を語ることが許されている文化です。**

スピーチを始める前に、多くの人は、「口下手ではございますが」とか「うまく話せませんが」と断りを入れます。そして、それが許されます。

結婚式や忘年会の乾杯の時は、「ただ今ご指名を頂きました営業二課の○○でございます。大変僭越ではございますが乾杯の音頭《おんど》を取らさせて頂きます」という、情報量がほとんどない言葉を言い続けても許されます（あるのは、その人が営業二課の○○だという情報だけです。でも、その人を知っていたら意味がないし、知らない場合でも、だからどうした？　となります）。

国民全体が「みんなスピーチ下手でしょう。でも、気持ちはあるんだよ。気持ちはあるんだけど、みんな口下手なんだ。許し合おうよ」という文化なので、**あがり症の人には、じつはパラダイスの国なのです。**

ですから、スピーチに対して、そんなに神経質にならなくてもいいのです。ね。ちょっと楽になったでしょう。スピーチの前に楽になるのは、とっても大切なことなのです。

でもまあ、スピーチで受けたいと思うのは人情ですね。話す以上は素敵なスピーチをしたいと思うのも人情ですね。

ちなみに、僕が今まで感動したスピーチのことを、拙著『「空気」と「世間」』（講談社現代新書）に書きました。以下、引用します。

〈何年も前ですが、「日本劇団協議会10周年記念総会」というのがありました。日本の主だった劇団が参加している組織なのですが、そこに、当時、文化庁長官だった心理学者の河合隼雄さんが政府を代表して祝辞の挨拶に立ちました。僕は、参加している劇団の代表者の一人として、そのスピーチを聞く側でした。

河合さんは懐《ふところ》から折り畳まれた書き付けを出して読み始めました。

「本日、この良き日に、『日本劇団協議会』が10周年を迎えるにあたり、一言、お祝いの言葉を申し上げます」

と、極めて型通りの言葉でした。

出席者全員が、長く退屈なスピーチを予想してうんざりした瞬間、河合さんは、書き付けをテーブルの上に置いて、

「と、いうような文章を文化庁の事務方が書いてくれたんですけど、僕は、本当に演劇が大好きなんですよ」と、話し始めました。

会場はどよめきました。公《おおやけ》の式典で、そんな話し方を初めて聞いたからです。それは、本当に私たちに向かって話しかけていると感じた瞬間でした。それから、河合さんは、10分ほど、自分がどれほど演劇が好きで、どんな作品を見てきて、どんなに

演劇に勇気づけられたかを語りました。

そして、最後に、「それでは、せっかく、事務方が書いてくれた文章なので、最後の部分を読んで終わります。『末尾ながら、日本劇団協議会のますますの発展をお祈りし、10周年のお祝いの言葉とさせていただきます』」

そして河合さんはスタスタと演壇を去りました。

その瞬間、会場から割れんばかりの拍手と歓声、口笛《くちぶえ》が起こりました。**自分の言葉で話すとはこういうことだ、本当の祝辞とはこういうものだ、**文化庁長官だって紋切り型にしなくていいんだ、日本人だって形だけの言葉に退屈しているんだ、そんな感動と称賛に溢れた拍手と歓声、口笛でした。〉

こんなスピーチはなかなかないです。

だいたい偉い人は当たり障《さわ》りのないことを言って終わります。「偉い人が話した」という形式が大事で、中身は関係ないからです。

この場合も、文化庁は、日本劇団協議会を大切な組織として見ていますよ、という意思表明のために文化庁長官がスピーチに来たのです。極端なことを言えば、スピーチに来たという事実が大切で、何も話さなくてもいいのです。

でも、河合さんはそれをよしとしなかった。素敵なことです。

ここまでのスピーチは達人の域ですが、こんなスピーチもあるんだと思うと、なんだか心がほっこりします。

なるほど、世の中にはこんな人もいるんだと思えば、**努力するエネルギーもわくと思う**のです。

集中の輪

俳優をリラックスさせるための、スタニスラフスキーの3つ目のアイデアです。

スタニスラフスキーは、私達の状態を3つに分けました。

あなたが面白い本を集中して読んでいる状態。（図9、次頁）

これを「第一の輪」と呼びました。本にだけ集中して、周りが暗くなっている状態です。

イメージだと、直径1メートル前後の光の輪の中に入っている感じです。

熱心に本を読んでいる時に友達が一人来たとします。その人と話し始めます。

これを、「第二の輪」と呼びました。（図10、次頁）

あなたは、相手との会話に集中しています。周りは暗くなっています。相手との会話が面白ければ面白いほど、関心があればあるほど、周りは暗くなります。

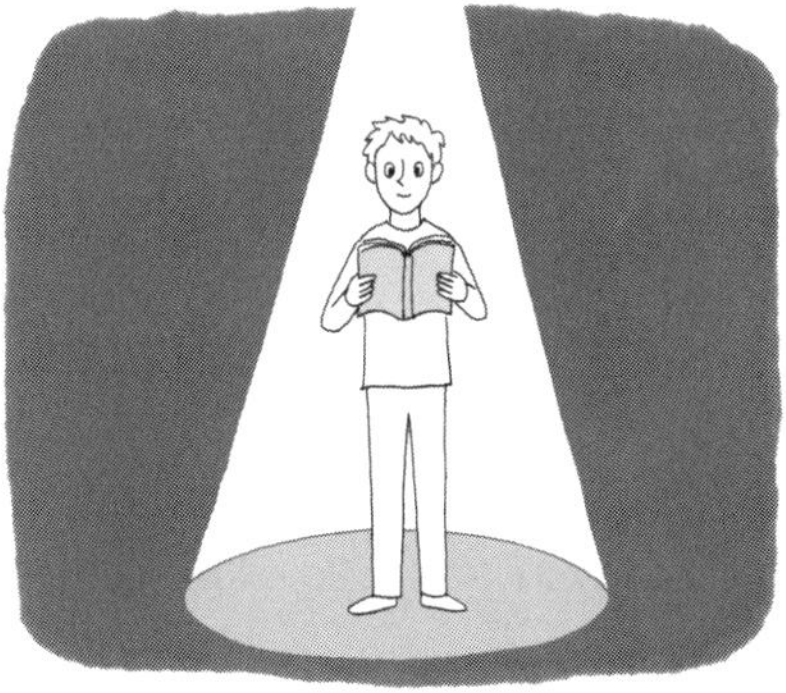

図9　第一の輪

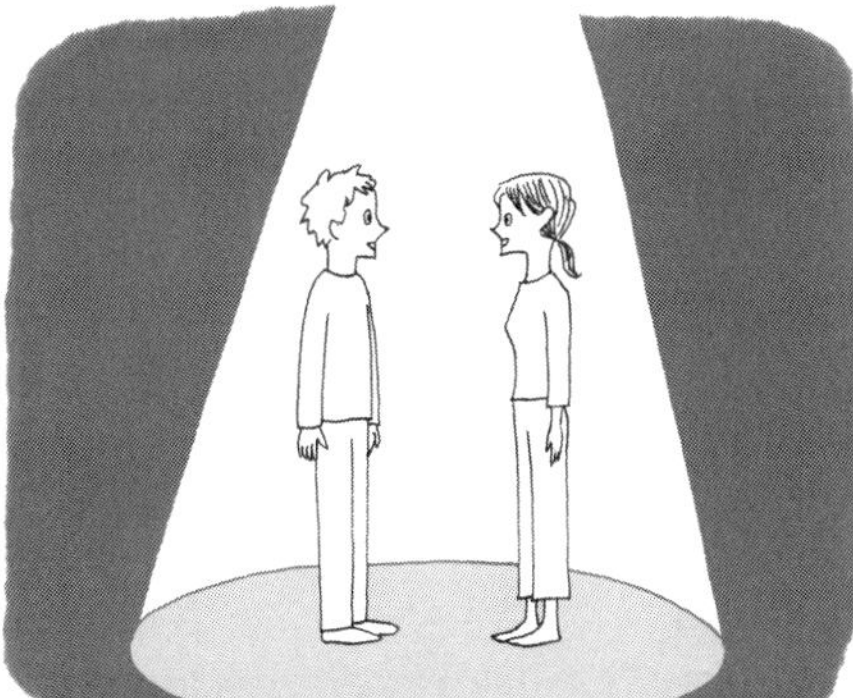

図10　第二の輪

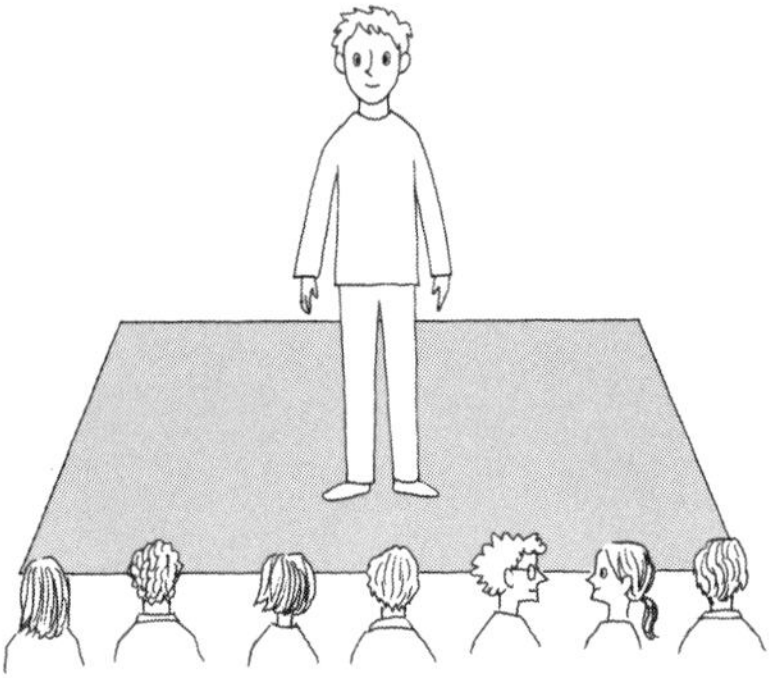

図11　第三の輪

直径1～2メートルの光の輪に入っているイメージです。

そこに、友達がもう1人来ます。3人で離すことになります。

イメージとしては、目に見える範囲全部です。

イラストは、舞台の上に立っている人です。舞台全体も客席全体も見えます。(図11)

現実で応用すると――あなたは浜辺に1人立っているとします。「ああ、ここに昔の恋人と来たなあ」と昔のことを思い出している時は、「第一の輪」です。

そこに「どうしたの?」と、今のパートナーが来て、「ううん。なんでもない」と話しているのは、「第二の輪」の状態です。

と、パートナーが「あれ？　サーフィンしてる人達、こっち見て手を振ってる。知り合い？」と言われて、水平線までの遠くを見ている状態が「第三の輪」です。

スタニスラフスキーは、この「第一の輪」の状態を、「公衆の孤独」と名付けました。

つまりは、「第一の輪」にいる時は、人前であっても孤独であり、そして落ち着くことが可能だとしたのです。

じつは、私たちも無意識に、この「公衆の孤独」を使っています。

スマホを失くして混乱した時、「えーっと、どこに置いたか……あの後、お店に入って……駅に行って……」と、外界を遮断《しゃだん》して、1人になって思い出そうとしています。

「一昨日のお昼は何を食べた？」と聞かれると、一瞬、質問した相手との関係を切って、一人の世界に入って思い出そうとします。

「第一の輪」に入ると、孤独になり、考えやすくなるのです。

スタニスラフスキーがこのことを言ったのは、「俳優が自分のセリフを忘れたり、自分の感情が分からなくなったら、堂々と「第一の輪」に戻って落ち着き、立て直しなさい」というアドバイスからでした。

人前で、セリフを忘れると、俳優は「第三の輪」の状態のままで悩むことが多いのです。「第三の輪」は、目に見える世界全部ですから、いろんなことを気にしながら悩まないといけなくなります。

例えば、スマホをどこに置いたか探している時に、あなたを見ながら呆れている人や待たされて怒っている人、バカにしている人を気にしては、思い出すことはなかなかできないでしょう。

結婚式のスピーチの時に、「すみませんねえ。だから、ダメだって言ったんですよ。私、口下手なもので、本当にすみませんねえ」と、「第三の輪」の状態のままで、つまり、参加者全員のことを気にしながら謝っている人をたまに見ます。

そうしている限り、その人はずっと混乱し続けるでしょう。

そういう時、スタニスラフスキーは、一度、堂々と「第一の輪」に戻れと言うのです。「ちょっと待って下さいね。……（独り言）ええと、あの紙にメモしたんだよなあ。……なんだっけなあ。……たしか3つだよなあ……なんだっけ……あれは……！

（参加者を見て）結婚には『3つの袋』が肝心と申します」

なんてことが可能になると言うのです。

これ以上の詳しい「集中の輪」について興味がある人は、拙著『あなたの魅力を演出するちょっとしたヒント』（講談社文庫）をどうぞ。

タイトルはなんだか怪しい自己啓発系みたいですが、中身は自分で言いますが「より素敵な表現のヒント」に満ちています。

緊張やあがり症がだんだんと落ち着いてきたら、ぜひ、次のレベルに進んでほしいと思います。これは、そのためのガイド本です。


さて、スタニスラフスキーの「集中の輪」の話に戻ります。

あがったり緊張したら、堂々と「第一の輪」に戻ればいいのです。

そんなバカなと、あなたは思うかもしれませんが、「第一の輪」に集中するのは、ほんのわずかな秒数です。

そこで、自分を落ち着かせ、立ち直らせるのです。

それをしなければ、混乱し、あがり、緊張したままの時間がえんえんと続くのです。

これは、大変なことです。

「第一の輪」で落ち着き、話すことが整理できたら、また、「第二の輪」や「第三の輪」に戻って話し始めるのです。

ちなみに、「第一の輪」に対応する言葉は、「独り言」です。「第二の輪」は、「あなたと話す言葉」です。「第三の輪」は、「みんなと話す言葉」です。

じつは、**あがり症の人や緊張する人は、人前で話す言葉が「独り言」になりがちです。**

それを自分で責める必要はありません。

大切なことは、「あ、この言葉は独り言になっている」と気付くことです。

独り言は、目の前に、ものすごく粘り強い母親のような存在がないと、聞いてくれません。いくら、言っても誰も聞いてくれません。

聞いてくれないことに気付くと、ますます、焦り、声が震えたりします。

気付かない場合は、「私は言った」という勘違いした充実感だけで話が終わってしまいます。その言葉は、残念ながら誰にも届いていません。

入学式や卒業式の偉い人の言葉は、「独り言」だと書きました。偉い人達は、話した充実感はあるでしょうが、生徒達には届いてないのです。

スタニスラフスキーが、私達の状態を「三つの輪」に分類した結果、その対策も分かるようになりました。

自分の言葉があきらかに「独り言」になっていると感じた場合は、話すのをやめて、人前であっても、まず、「第一の輪」の状態になります。

そして、「目的」を確認して下さい。自分はなぜここにいるのか。何を伝えたいのか。具体的に何を言いたいのか。

「障害」は、「これが最後のチャンスだ」というような適切なものが浮かばなければ、(または大きすぎたら) 無視してもいいでしょう。

「第一の輪」の中で、「目的」と「障害」を確認したら顔を上げ、相手が1人なら「第二の輪」、相手が2人以上なら「第三の輪」を意識して話し始めて下さい。

そして、また、くじけそうになったら、堂々と「第一の輪」に戻って、自分を立て直して下さい。

大丈夫。「第一の輪」で、えんえんと「独り言」を話し続けるよりは、はるかに有効な方法なのです。

まとめ

さて、いよいよ、スピーチの具体的なまとめです。

小さな「勝ち味」を重ねて自信をつけ、人前で緊張しなくなる手順です。

人前でスピーチする時は、まず、メモを用意します。話す内容をすべて書いた原稿は、お勧めしません。

全部、書いていると、すべてを読もうとしてしまいます。

または、その通りに話そうとしてしまいます。そうすると、少しでも違うと焦ります。違うことを言っていると混乱して、ますますあがってしまうのです。

失敗しないように、ずっと下を向いて読み続けると、たとえ失敗しなかったとしても、「独り言」である「第一の輪」にいる状態になり、聞いている方が何も受け取らないことになります。

話す時は、要点を書いたメモが一番です。

多すぎず、少なすぎず。あなたがチラリと見て、簡単に読める大きさと分量です。

結婚式のスピーチの例だと、

- **同じ部活**
- **ケガをする後輩　保健室へ**
- **動揺する仲間　新郎（新婦）の演説**
- **新郎（新婦）の素晴らしさ**

ぐらいで充分です。

これを何度も練習します。

ここで大切なことは、「本番と同じ大きさの声」を出して練習することです。

これができてない人が多いです。

俳優も、駆け出しの俳優ほど、小さい声でぶつぶつとセリフの練習をします。

残念ながら、これはあまり役に立ちません。

セリフは、自分が本番で言うのと同じ大きさで練習しないと意味がないのです。

小さい声で言う時と、大きくはっきりとした声で言う時では、心臓のドキドキが全然違います。

それは、少しやってみれば分かります。

何度も練習したスピーチが失敗するのは、人前で初めて大きな声で言うからです。暗記できるぐらい何度も練習していても、小声でぶつぶつと繰り返しただけだと、残念ながら、いざという時に緊張してしまうのです。

ちゃんと聞き取れるだけの大きな声が出ない場合は、「発声練習」をする必要があります。

あなたの声を作る声帯は、筋肉ですから、普段から大きな声を出してないのに、本番でいきなり大きな声を出すのは不可能です。

それは、まるで、日常、一回も走ったことがないのに、いきなりダッシュしようとするようなものです。

声帯という筋肉を鍛えなければいけません。

あえいうえおあお
かけきくけこかこ
させしすせそさそ
たてちつてとたと
なねにぬねのなの
はへひふへほはほ
まめみむめもまも
やえいゆえよやよ
られりるれろらろ
わえいうえをわを

を、お腹で支えるイメージで1日に何回か言います。

叫ぶ必要はありません。

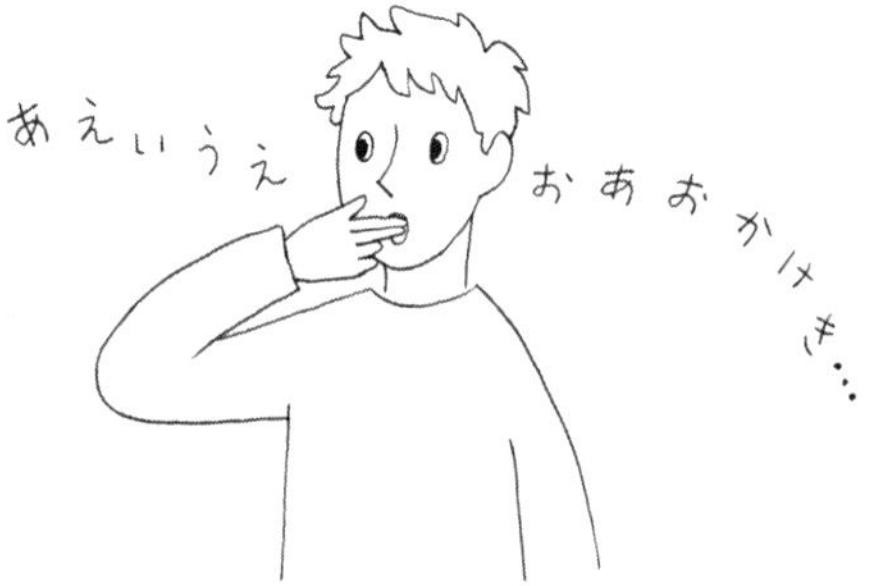

図12

口を指が2本、縦に入るぐらい開けて、一言一言、はっきり言って下さい。（図12）
（宣伝だと思われたら嫌なのですが、ちゃんと発声を練習したい場合は、『鴻上尚史の「声」のレッスン〜魅力的なこえの作り方』というＤＶＤを僕は出しています。アマゾンで２９３４円で買えます）

声が出るようになれば、実際の「人数」「場所」「人間」をイメージしながら話します。

よく言う「イメージトレーニング」というやつです。

もちろん、正確な人数や場所、どんな人が集まるのかは分かりません。が、新郎（新婦）から、「招待客のおおよその人数」は聞くことができるし、会場の写真はインターネットで見ることは可能でしょう。

もし、会場がレストランとか、誰でも事前に入れる場所なら、一度、行ってみることもお勧めします。

それは、「今ある状況」を味方にすることですが、同時に、あなたのイメージを明確にすることになるのです。

曖昧なイメージだと、心があまり動きません。鮮明なイメージだと、心は動きます。

ドラマの結婚式のシーンを見るのもいいし、昔、参加した別の結婚式の写真を引っ張りだしてもいいでしょう。

とにかく、具体的に具体的に想像するのです。

うまくいけば、想像するだけでドキドキしてきます。そうなれば、しめたものです。

その状態で、本番と同じ声を出します。

じつは、この時、本番と同じ服装を着られるとなおいいです。

結婚式に着ていく服です。おかしいと思いますか？　でも、俳優は、初日直前に、本番そっくりのリハーサルをしますが、その時は、本番と同じ衣装を着ます。そうしないと、本当の練習にならないからです。

そして、まずは、鏡の前で実際にやります。

慣れてきたら、スマホやビデオで録画します。

撮られると思うと声が震えるかもしれません。

でも、撮られてみると、「声の震えは意外に目立たない」ということに気付きます。

また、「とにかく早口でよく分からない」とか「顔が無表情で、心を閉じている感じがする」とか、いろいろと発見があるでしょう。

家で一人になれないなら、カラオケボックスをお勧めします。心置きなく本番と同じ声が出せます。

田舎に住んでいるのなら、車で少し行けば、河川敷《かせんじき》とか原っぱとかがあるでしょうか。

もし、スピーチの練習を見てくれる友人か家族がいれば、あなたのレベルは飛躍的に向上します。

たった一人が見るだけでも、自分だけの練習とは、緊張が桁違《けたちが》いになります。

自分で撮って、自分で見るより、他人に撮ってもらって、二人で見る方が気付きも多いし、いい訓練になるのです。

プライドを捨てて、素直に感想を聞きましょう（あんまりきついことを言いそうな人は、避けましょう。口が悪い母親とか、本当は仲の悪い友達とか。ここで傷ついて心を折っている場合じゃないのです）。

「そんなにひどくなかったよ」と優しく言ってくれたら、**その言葉に感謝して、「勝**

ち味」を噛みしめましょう。1回、1回の成功体験があなたに自信を与えるのです。

あなたは、とにかく、まず1人の前で話せたのです。

その事実に感動しましょう。

俳優に対して「何百人もの前でよく話せる。すごい」と言う人がたまにいますが、俳優は、1カ月前後、場合によっては数カ月、人前でセリフをしゃべり続ける練習をしているのです。

そうしなければ、人前ではうまく話せないのです。

いくら、「与えられた状況」に集中して「目的」と「障害」を意識して「葛藤」しても、**人前で練習しなければ無理です。**

1人でえんえん練習するだけでは、劇場に出た瞬間にあがってしまいます。

稽古で、数人から何十人という人前で話すから、慣れていくのです。

ですから、あなたも同じことをするのです。

何人もの前が無理でも、少なくとも1人には聞いてもらえるといいと思います。

そんな人が身近にいない場合は、電話で遠くの人に聞いてもらうのはどうでしょうか。親とか兄弟姉妹とか、幼なじみとか、誰か見つけて下さい。

それでもいないなら、居酒屋の大将とかスナックのママとか、金銭にものを言わせましょう。

とにかく、誰かに聞いてもらうと、あなたはうんと成長し、楽になるのです。

それでも、どうしても緊張して、震えて、うまく言えない時は、「ショートコント祝辞!」と心の中で叫ぶという手もあります。

一番緊張する面接の時は、「ショートコント面接!」です。

ただし、「コント」とつけてしまうと、「笑いを取らないといけない」というプレッシャーになるかもしれないので、「一幕一場、面接」とか「シーン1 プレゼン」とかでもいいと思います。

要は、**「演じている」という意識を入れることで、精神的な距離を作り、焦りを減らすのです。**

それでも、不安で不安でたまらない時は、「そのスピーチが失敗したらどうなるか」を書き出して下さい。

会社の「3分間スピーチ」のことを考えて、不安で眠れなくなり、もう会社をやめようと思った時に、「失敗したらどうなるか」書き出すのです。

もし、失敗したら――

・みんなに笑われる
・話が下手だと思われる

以外に、なにがあるでしょうか?

まさか、

・話が下手で人間的にダメなやつだと思われる
・話が下手で仕事を取り上げられる
・話が下手でクビになる
・話が下手で会社から追放される

なんてことを本気で思っている人はいないと思います。

スピーチが下手でも、そんなものです。

具体的に書き出せば、あなたの心の中の不安が限定され、明確になるのです。

結婚式のスピーチが失敗したから、新郎（新婦）が離婚するわけでもないし、プレゼンが失敗したから、殺されるわけでもないでしょう。


結婚式や自己紹介、面接などで、最悪のスピーチはなにか分かりますか？

結婚式を例にしますか。

新郎（新婦）のことを悪く言うのは論外です。そんなスピーチをする人はいないでしょう（たまに、ギャグのつもりで新郎・新婦の過去のプライベートを暴露して、顰《ひん》蹙《しゅく》を買う友人代表がいますが、バカですね）。

最悪のスピーチは、「長すぎるスピーチ」です。

ダラダラと話し続けるスピーチです。

ちゃんと言わなきゃいけない、あれもこれも言わなきゃいけない、まだまだ足らないと、話し続けるスピーチです。

こんなスピーチを15分間聞き続けるぐらいなら、たった30秒「心から嬉しいです。本当に嬉しいです！　よかった！　本当によかった！　おめでとう！」というスピーチを聞く方が何万倍も素敵だと思いませんか？

だらだらと長い自己紹介やプレゼン、「3分間スピーチ」だと言っているのに、10分も話してしまうスピーチ。

これらが、最悪のスピーチです。

これらに比べれば、あがって声が震えたり、うまく言えなかったり、混乱して途中で終わるスピーチの方がはるかにましなのです。

『コミュニケイションのレッスン』（だいわ文庫）に書きましたが、**コミュニケイションが上手いということを「ナイスなことが言える人」だと思っている人は多いです。違います。コミュニケイションが上手いという人は、「聞き上手な人」のことです。**

みんな、自分のことを話したいのです。そんな中、ニコニコと、またはうんうんとうなづきながら聞いてくれる人がいれば、みんな「あの人はコミュニケイションが上手い」と思います。

みんな、話したいのです。

ですから、スピーチは短くていいのです。そして、ニコニコ、うんうんと人の話を聞くだけで、みんなは、あなたのことをコミュニケイションもスピーチも上手い人だと思うのです。

最後に

正しい手順で場数を踏むことは、リラックスへの道です。

やがて、あなたは、「考える」ことと「感じる」ことが高い水準で両立できるようになります。

卒業式や入学式の偉い人の話は、「考える」ことだけで、彼らは、何も感じていないと書きました。

感じていれば、「お、この話にみんな退屈してるぞ」とか「お、この話はみんな聞きたがっているぞ」と分かります。

あなたは、聴衆の空気を感じたことがあるでしょうか。

自分が話してなくても、観客の1人、聴衆の1人、生徒の1人として「あ、今会場全体が集中している」とか「あ、なんだか、みんなダレている」と感じる時です。

まして、壇上や教壇やホワイトボードの前に立っていると、より明確に感じます。感じれば、「お、退屈しているようだから、この話はサラッとすまそう」とか「お、食いついてきているので、この話は丁寧に話そう」と判断できるのです。

「考える」だけは簡単です。ただ、下を向いて、原稿を読み続ければいいのです。

「感じること」だけも簡単です。ダラダラと話して、ただ聴衆の空気を意識すればいいのです。

目指すは、ちゃんとした内容をメモを見ながら的確に話し、つまり「考え」ながら、同時に会場の雰囲気を「感じ」て、内容を長くしたり短くしたり丁寧にしたりサラッとしたりと反応することなのです。

これが「考えること」と「感じること」を両立させるということです。

「今ある状況」の中で「人間」が、もっとも「障害」になると書きました。

周到に準備して、聴衆の前で話し出します。けれど、集まった人達の反応が薄い時があります。聞きたい内容が違うのか、話し方が高度すぎるのか、または簡単すぎるのか、何が違うのだろうと探りながら、話し続けます。

そして、聴衆の反応がぐっと動いたことを感じると「ははあ。こういうことが聞きたいんだな」とか「なるほど。こういう言い方が伝わるんだ」と考えます。

こういうことが高いレベルでできる人のことを、話術の達人と呼びます。

こういうことができるためは、もちろん、事前の周到な準備も必要です。自分の話すべき内容を、話さないことも含めていろいろと調べておくことが大切なのです。

結婚式のスピーチの時、話さなくても4Wを明確にしておくことが大切だと書きました。

新郎（新婦）のエピソードを紹介する時に、他のことも明確になっていれば、話を膨らませたり、寄り道することも可能になるのです。

「人前に出ることが不安だ」ということにとらわれて、話す内容をじっくり準備しない人も多いのです。

普段から、いろんな話し方を観察し、盗んで下さい。そして、自分のものにして下さい。

緊張するから話が下手な場合と、話が下手だから緊張する場合を混同しないように。

何度も何度も練習して、内容に自信のある話をひとつは作ってみて下さい。他のスピーチに比べて、緊張することは少ないはずです。

「考えること」と「感じること」を高いレベルで両立させる、というのは、「リラックスのレッスン」ではなく、**「表現のレッスン」**です。

なぜ、この本の最後にこんなことを書いたかと言うと、「スピーチには、こんなテクニックがあるんだ」と思うことは、**やる気とエネルギーを出すことになるんじゃないかと思っているからです。**

ちょうど、サッカーボールを蹴り始めた男児が、ワールドカップの選手の美技を見た時に「サッカーってこんなことができるんだ！」とやる気に燃えることと同じだと言うと、ちょっと大げさに感じるでしょうか。

でも、どうせリラックスしていくのなら、表現のレベルの向上を目指すのがいいと僕は思っているのです。だからこそ、努力のしがいもあると。

さあ、あなたには、「身体のリラックス」「与えられた状況」「今ある状況」「目的」「障害」「葛藤」「集中の輪」などの手がかりを渡しました。

自分がどんな「人前」なら、緊張が少ないか見つけましたか？

それを実行しましょう。

1人の親友の前で、「旅の話」をするのが大丈夫そうなら、やってみましょう。

もちろん、「今ある状況」を味方にするために、いつもの喫茶店を選びます。あなたの家でもいいですね。

そこで、「与えられた状況」を意識しながら、「目的」と「障害」に集中して話しましょう。

リラックスして話せたら、それは素晴らしいことです。

その「勝ち味」をしみじみ味わいましょう。

あなたは、「人前」で緊張しないで話せたのです。

少しずつ、少しずつ、焦らないで「人前」を広げていきましょう。

あなたの健闘と成功を祈ります。

鴻上尚史

文庫版あとがきにかえて

インターネットとSNSは、私達の「自意識」を肥大させる強力な力を持っています。

「自意識」は、「あがること・緊張すること」と密接な関連があると書きました。自分で自分の見られ方、受け入れられ方、発言を過剰に気にすることで、自分ががんじがらめになったように感じて、なにもできなくなってしまう感覚です。

僕が子供の頃は、新聞やテレビに出るというのは、かなりハードルの高いことでした。

中学生が東京から大阪まで自転車で旅行したぐらいでは、マスコミは全然、とりあげてくれません。少なくとも、「全国縦断自転車旅行」なんてことをしないと、テレビや新聞は興味を示しませんでした。

評価のハードルが高いと、諦めることができます。テレビや新聞に出て、周りから高評価されるのは、夢のまた夢だと思えたのです。

ですが、Twitter や Facebook、Instagram、Tiktok、You Tube が、その状況を一変させました。

「全国縦断自転車旅行」をしなくても、隣町までの「プチ自転車旅行」を簡単にネットにあげられるようになりました。

そして、「いいね」や「視聴回数」を数字で教えられるようになりました。

この環境で「自意識」が肥大しない人はいないと思います。

何気ないつぶやきに、何十か何百かでも「いいね」がついたり、「視聴回数」「フォロワー」が増えたりしたら、普通の人なら、「うれしい」と感じます。そして「次はもっと多くの『いいね』がもらえたらいいな」とか「もっと多くの人に見てもらいたい」と思います。それはとても自然なことでしょう。

だからこそ、人々はますます「自分はどう見られているか」「自分はどうふるまえばいいのか」を気にするようになります。

これが「自意識」です。

インターネットは、人類をさまざまな意味で変え続けています。分断と対立を加速もしているし、情報の交流と拡散を加速もしています。

同時に、人類の「自意識」の肥大を加速しているのです。

だからといって、スマホを手放すことも、SNSのアプリを消去することも、現実的ではありません。

ただ「いいね」や「視聴回数」「フォロワー」に振り回されるか、「いいね」や「視聴回数」「フォロワー」をただの結果だと考えるかは、明確に区別しておいた方がいいと思います。

「自意識」から自由になるためには、「与えられた状況」に集中することだと書きました。同時に「目的」と「障害」にも集中することだと。

自分がある楽しい動画を撮って、結果として「いいね」や「視聴回数」「フォロワー」が増えると考えるか、「いいね」や「視聴回数」「フォロワー」を増やすために、ある動画を撮ると考えるかは、まったく別です。

もちろん、「いいね」や「視聴回数」「フォロワー」を無視することはできません。できれば増えたらいいなと思います。でも、それを結果だと踏ん切れるかどうかが問題なのです。

スピーチで「受けること」を目標にしたら、あなたはものすごくあがるだろうと書きました。「受けること」が目標なのではなく、「あなたが経験した楽しかったこと」を話すことが目標で、「受けること」は結果にすぎないと割り切ることが大切です。

僕はネット上で炎上を何度も経験していますし、いわゆる「バズる」状態も何度も経験しています。ひとつのツイートが、六百万回以上読まれたという経験が何度かあります。炎上もバズった場合も、どの場合も予測不可能でした。

「炎上させてやろう」と思うことはありませんが、「バズるだろう」と思ったこともありません。ただ、自分が自然に感じたことや楽しかったこと、憤ったことをTwitterに書いただけです。何が受けて、何が受けないか、最終的には断言できないと思っています。だから、「バズること」を目標にしても意味はないだろうと思っているのです。

これから先、ますます「自意識」に苦しめられて、あがったり、緊張する人は増えるだろうと僕は思っています。

生まれた時から、SNSがあって、小さい時から周りの評価、「いいね」や「視聴回数」「フォロワー」の数を気にすることが当たり前の世界に多くの人が生きているからです。

でも、どんな事態になっても、「自意識」に対抗する方法はたったひとつです。

周りの評価より、自分の実感に集中すること。周りの評価は、どんどん変わります。自分自身が変わってなくても、勝手に変わります。とても不安定なものです。そんなものに集中してしまうと、自分を見失ってしまいます。

でも、自分の実感は変わりません。楽しかったこと、嬉しかったこと、面白かったこと、辛かったこと、苦かったこと。あなたが経験したそういう実感を見つめることで、あなたはあがったり、緊張したりすることを避けられるようになるのです。

思い込まず、深刻にならず、気楽に、でも粘り強く、リラックスのレッスンを続けて下さい。間違いなく、そのレッスンはあなたを変えてくれます。裏切らないレッスンは、なにも筋トレだけではないのです。

この本があなたの生きる状況を少しでも楽にできるのなら、僕は書いた意味があったと思います。

あなたの心と声と身体がほぐれますように。

本作品は小社より2019年2月に刊行された『リラックスのレッスン』を改題し、再編集して文庫化したものです。

鴻上尚史（こうかみ・しょうじ）
1958年愛媛県生まれ。早稲田大学法学部卒業。在学中に劇団「第三舞台」を結成、以降、作・演出を手掛ける。1987年「朝日のような夕日をつれて」で紀伊國屋演劇賞、1992年「天使は瞳を閉じて」でゴールデン・アロー賞、1994年「スナフキンの手紙」で第39回岸田國士戯曲賞、2009年「グローブ・ジャングル」で読売文学賞戯曲賞を受賞する。現在は「KOKAMI@network」と「虚構の劇団」で活動中。また、舞台公演のかたわら、映画監督、ラジオパーソナリティ、小説家、エッセイスト、など幅広く活動中。NHK BSの「COOL JAPAN 発掘！かっこいいニッポン」では、2006年の番組開始から司会者を務める。
主な著書に『「空気」を読んでも従わない』（岩波ジュニア新書）、『鴻上尚史のますますほがらか人生相談』（朝日新聞出版）、『孤独と不安のレッスン』『コミュニケイションのレッスン』『幸福のヒント』（以上だいわ文庫）など多数。

だいわ文庫

緊張《きんちょう》しない・あがらない方法《ほうほう》
リラックスのレッスン

著者　鴻上尚史《こうかみしょうじ》

二〇二二年五月一五日第一刷発行

発行者　佐藤 靖
発行所　大和《だいわ》書房
東京都文京区関口一-三三-四　〒一一二-〇〇一四
電話　〇三-三二〇三-四五一一
フォーマットデザイン　鈴木成一デザイン室
本文デザイン　山田知子＋門倉直美（chichols）
本文イラスト　大塚砂織
本文印刷　信毎書籍印刷
カバー印刷　山一印刷
製本　小泉製本
ISBN978-4-479-32013-5
乱丁本・落丁本はお取り替えいたします。
http://www.daiwashobo.co.jp